Kathrin Sander
Organismus als Zellenstaat

Neuere Medizin- und Wissenschaftsgeschichte.
Quellen und Studien

herausgegeben von Prof. Dr. Wolfgang U. Eckart

Band 28

Kathrin Sander

Organismus als Zellenstaat

Rudolf Virchows Körper-Staat-Metapher
zwischen Medizin und Politik

Centaurus Verlag & Media UG

Über die Autorin:

Kathrin Sander, geb. 1982, studierte Germanistik und Geschichte in Heidelberg, Rennes und Berlin mit Magister in Heidelberg (2007). 2004 nahm sie ein Studium der Humanmedizin in Homburg/Saar sowie in Heidelberg auf. Derzeit arbeitet sie als Assistenzärztin an der Thoraxklinik Heidelberg.

Bibliografische Informationen der Deutschen Nationalbibliothek
Die Deutsche Nationalbibliothek verzeichnet diese Publikation in der Deutschen Nationalbibliografie; detaillierte bibliografische Daten sind im Internet über http://dnb.d-nb.de abrufbar.

Gedruckt auf säurefreiem und chlorfrei gebleichtem Papier.

ISBN 978-3-86226-098-0   ISBN 978-3-86226-976-1 (eBook)
DOI 10.1007/978-3-86226-976-1

ISSN 0949-2739

© *Centaurus Verlag & Media KG, Freiburg 2012*
www.centaurus-verlag.de

Umschlaggestaltung: Jasmin Morgenthaler, Visuelle Kommunikation

Satz: Vorlage der Autorin

Meinen Eltern

Danksagung

An dieser Stelle möchte ich mich bei all jenen bedanken, die zur Entstehung dieser Arbeit beigetragen haben.

Mein besonderer Dank gilt Herrn Prof. Dr. Eckart für die Überlassung des Themas, seinen fachkundigen Rat und die sehr guten Möglichkeiten der Bearbeitung.

Des Weiteren möchte ich mich bei Herrn Prof. Dr. Wolgast für die Begleitung bei der Entstehung der ereignisgeschichtlichen Kapitel bedanken.

Außerdem danke ich Frau Veith aus der Institutsbibliothek für Geschichte der Medizin in Heidelberg, die immer ein geduldiger und kompetenter Ansprechpartner bei der Literaturrecherche war.

Nicht zuletzt möchte ich meinen Eltern Rosemarie und Johannes Pill wie auch meinem Bruder Andreas für ihre stetige Unterstützung und Förderung ein großes Dankeschön aussprechen.

Vor allem danke ich meinem Ehemann Axel, dessen Kritik und Unterstützung für mich immer von großer Bedeutung sein werden.

Inhaltsverzeichnis

Einleitung

Von Carl Posner, Freund und Biograph Rudolf Virchows, stammt folgendes Zitat aus dem Jahr 1921: „So zahlreich sind die Strahlen, die von dem Ingenium Virchows ausgehen, daß kein Einzelner imstande ist, sie sämtlich aufzufangen, geschweige denn zu analysieren. Wer seine Verdienste um die allgemeine Pathologie, die Hygiene und die Anthropologie erschöpfend schildern wollte, müßte geradezu die Geschichte dieser Fächer seit der Mitte des vorigen Jahrhunderts schreiben."[1]

Der Zeitgenosse des großen Gelehrten beschreibt die Situation treffend, mit der sich der Virchow-Biograph bei seiner Aufgabe unweigerlich konfrontiert sieht: So gilt Virchow nicht nur als einer der berühmtesten Pathologen, als fürsorglicher Arzt und sozialmedizinischer Erneuerer, der die kausale Beziehung zwischen ärmlichen Lebensbedingungen und Krankheit erkannt hat. Er gab der Medizin durch seine Zellularpathologie ein neues morphologisches Fundament und vertrat als linksliberaler Politiker und Stadtreformer soziale Standpunkte. Nicht zuletzt zählt eine beträchtliche Sammlung anthropologischer und archäologischer Studien in den Wirkungskreis des Berliner Universalgelehrten.[2] Über seine Leistungen in diesem Fachbereich und darüber hinaus schreibt Richard Eickhoff: „Auch hier verfolgte er den ihm eigenen Gang vom Kleinen und Einzelnen zum Großen und Allgemeinen. Aber auch hier muß man es als sein Hauptverdienst bezeichnen, daß er die Anthropologie vor verfrühten und übereilten Allgemeinschlüssen bewahrte und sie auf dem Wege vorsichtiger methodischer Forschung erhielt."[3]

In seiner berühmten Zellularpathologie zeichnet Virchow ein Bild des menschlichen Organismus als Idealstaat, in dem die einzelnen Bürger als freie und autonome Individuen existieren. Als Anhänger eines gemäßigten Liberalismus bemüht er sich, die Selbstbestimmung des Einzelnen mit dessen Abhängigkeit von anderen Teilen des Gesellschaftsgefüges in Einklang zu bringen. Es handele sich demnach um einen „*freie[n] Staat gleichberechtigter [...] Einzelwesen*", deren wechselseitige Beziehungen sich auf der Basis eines „*solidarischen Bedürftigkeits-Verhält-*

---

[1] Posner, Carl: Rudolf Virchow, in: Meister der Heilkunde Bd.1, hrsg. v. M. Neuburger, Wien u.a. 1921, S. 9f.

[2] Vgl. Goerke, Heinz: Berliner Ärzte. Virchow, Graefe, Koch, Leyden, Bergmann, Bier, Heubner, Moll, Stoeckel, Berlin ²1983, S. 25f.

[3] Eickhoff, Richard: Politische Profile. Erinnerungen aus vier Jahrzehnten an Eugen Richter, Carl Schurz und Virchow, Werner Siemens und Bassermann, Fürst Bülow, Hohenlohe u. a., Dresden 1927, S. 96.

11

nisse zu einander"[4] abspielten. In den zeitgleich geführten politischen Diskursen sprach man häufig vom so genannten *Staatsorganismus*. Die Körper-Staat-Metapher, wie sie Virchow in umgekehrter Richtung verwendet, belebte die Analogiebildung zwischen Organismus und Gesellschaft im 19. und frühen 20. Jahrhundert zusätzlich und gab dem interdisziplinären Austausch zwischen Biologie und Gesellschaftswissenschaften Raum.

Die Untersuchung von Metaphern bei der Entstehung wissenschaftlicher Paradigmen ist ein wichtiger Bereich in der kulturwissenschaftlichen Forschung. Namentlich der Paradigmenwechsel, den die Virchowsche Zellenlehre nach sich zog, vergegenwärtigt uns die immense Bedeutung von Metaphern in den Wissenschaften. Die Forderung nach klaren Begrifflichkeiten in wissenschaftlichen Darlegungen, die bereits zu Virchows Zeiten für den Bereich der Forschung laut wurde, kann nicht darüber hinweg täuschen, dass kein neues naturwissenschaftliches Modell entstand, das ohne die Verwendung neuer oder den modifizierten Gebrauch alter Metaphern ausgekommen wäre.[5]

Dadurch dass Virchow die Zelle als autonomes Individuum bezeichnet, wird diese zum Akteur im Körpergeschehen. Sie wird nicht länger von einer übergeordneten Instanz gesteuert, sondern bringt durch die ihr eigene Aktivität die entscheidenden Impulse für die Konstitution des Gesamtorganismus. Es sollen dabei „rhetorische und empirische Argumente [...] von der Autonomie der (Zell-)Individuen Zeugnis ablegen, um das bestehende Bild des Organismus zu dezentralisieren"[6]. Die Bezeichnungen – Staat, Republik, Gesellschaft, Demokratie –, die Virchow dabei verwendet, sind ungenau. Eine Übertragbarkeit ist keineswegs durchgehend gewährleistet. Und dennoch liegt genau in jener Unschärfe ihr großes Potential. Bei der Lösung wissenschaftlicher Fragestellungen gibt die Analogie dem Forscher ein nicht gering zu schätzendes heuristisches Mittel zur Hand, das es ermöglicht, sich bisher Unverstandenem sowohl empirisch als auch sprachlich zu nähern. Darüber hinaus besitzt die Metapher in den Wissenschaften eine produktive Funktion als Verursacherin von Resonanzen, in deren Folge im interdisziplinären Diskurs Überschneidungen und Möglichkeiten der gegenseitigen geistigen Anregung aufscheinen können.

In der vorliegenden Arbeit soll dem entsprechend zwei zentralen Fragestellungen nachgegangen werden:

---

[4] Virchow, Rudolf: Die Kritiker der Cellularpathologie, in: VA, Bd. 18, 1./2. Heft, 1860, S. 5.
[5] Vgl. Johach, Eva: Krebszelle und Zellenstaat. Zur medizinischen und politischen Metaphorik in Rudolf Virchows Zellularpathologie, Freiburg i. Br./Berlin/Wien 2008, S. 10f.
[6] Dies., S. 14.

Inwieweit überschneiden sich wissenschaftliche und gesellschaftliche Anschauungen in Virchows *Zellenstaat*? In diesem Zusammenhang soll es darüber hinaus um die Folgen des wechselseitigen Einflusses der beiden Tätigkeitsbereiche Politik und Wissenschaft bei Virchow gehen. Zur Beantwortung dieser Fragen sollen im ersten Teil wichtige Stationen in Virchows Karriere sowie dessen damit eng verbundene gesellschaftliche Vorstellungen beleuchtet werden. Im dritten Teil der Arbeit erfolgt eine eingehende Untersuchung des naturwissenschaftlichen und politischen Aussagegehalts der Virchowschen Zellenlehre in Hinblick auf die beiden zuvor genannten zentralen Fragestellungen.

Des Weiteren soll sich dem Aspekt genähert werden, inwieweit die Körper-Staat-Metapher bei Virchow die Funktion eines Theorie bildenden Werkzeuges bei der Genese wissenschaftlicher Erkenntnis einnimmt. Dazu lohnt es, sich einen Überblick über die weit zurückreichende Geschichte des Organismusvergleichs zu verschaffen. Erst durch die Vergegenwärtigung der Historie dieser zentralen Metapher wird die Beurteilung einzelner Aspekte in Virchows Zellularpathologie und eine Einschätzung deren Originalität möglich.

In einem ersten ereignisgeschichtlichen Teil der Arbeit wird zuerst ein kurzer biographischer Abriss über die einzelnen Stationen und ausschlaggebenden Impulse in Virchows politischer Karriere gegeben. Von herausragender Bedeutung sind dabei die Positionierung Virchows in und nach der Revolution von 1848, seine Auseinandersetzungen mit Bismarck in den Verhandlungen des preußischen Abgeordnetenhauses wie auch sein politisches Profil im Neuen Deutschen Reich.
Es existieren zahlreiche Reden und Aufsätze, die rückwirkend gewisse früh sichtbare Grundhaltungen unter anderem zur demokratischen Staatsform und der naturwissenschaftlichen Forschungstätigkeit verdeutlichen, so beispielsweise entsprechende Beiträge in der von ihm herausgegebenen Wochenzeitschrift *Medicinische Reform* beziehungsweise die Vorträge *Medizin und Naturwissenschaft* (1845) und *Über die Standpunkte in der wissenschaftlichen Medizin* (1846).
Neben den Briefen an seine Eltern liefern vor allem die *Medicinische Reform* und die *Mittheilungen über die in Oberschlesien herrschende Typhus-Epidemie* (1849) aus dem von ihm herausgegebenen *Archiv für pathologische Anatomie und Physiologie und für klinische Medicin* die Quellengrundlage zur Erfassung der politischen Ansichten Virchows um das Jahr 1848 und dessen Beteiligung an der medizinischen Reformbewegung. Das zentrale Dokument, das Einblick in die scharfen politischen Auseinandersetzungen zwischen Bismarck und Virchow

gewährt, ist der *Stenographische Bericht über die Verhandlungen des preußischen Abgeordnetenhauses* aus den Jahren 1862 bis 1866.

Des Weiteren soll im ereignisgeschichtlichen Teil der Arbeit die wissenschaftliche Laufbahn Virchows beleuchtet werden, wobei eine umfassende Darstellung seiner medizinischen Forschungsergebnisse den Rahmen der Arbeit überschreiten würde. Aus diesem Grund beschränke ich mich auf die Darlegung markanter Stationen in Virchows Universitätskarriere, die durch ihn erfolgte Etablierung eines eigenen Universitätsinstituts für Pathologie, das nicht länger dem Fachbereich Anatomie unterstand, und den wissenschaftstheoretischen Diskurs, der während der Entstehung der Zellularpathologie geführt wurde und an dem sich auch Virchow beteiligt hat.

Entsprechende Beiträge aus dem *Archiv für pathologische Anatomie und Physiologie und für klinische Medicin* enthalten Virchows Argumentation für die Verankerung der Pathologie als eigenständiges Fach und theoretische Grundlage für die praktische Tätigkeit des Klinikers. Darüber hinaus lässt sich anhand der *Stenographischen Berichte* des Preußischen Abgeordnetenhauses beziehungsweise des Deutschen Reichstags ein Einblick in die politische Tätigkeit Virchows als Verfechter des naturwissenschaftlichen Fortschritts gewinnen.

Der Aufsatz *Die Einheitsbestrebungen in der wissenschaftlichen Medicin* (1849) ist der zentrale Text zu Virchows naturwissenschaftlicher Heuristik. In ihm bezieht er Stellung zu Begriffen wie Materialismus, Dogma und Empirie. Die dabei zutage tretende Ablehnung anpassungsresistenter Systeme in den Wissenschaften findet man ebenso in der Einleitung zu seinem *Handbuch der speciellen Pathologie und Therapie*.

Das Ziel bei der Erarbeitung des ereignisgeschichtlichen Teils ist es, über die jeweiligen Erfolge in Einzeldisziplinen hinaus die Schnittpunkte von Virchows politischem und wissenschaftlichem Denken sichtbar zu machen.

Im zweiten Teil der Arbeit soll ein Überblick über die Geschichte der Körper-Staat-Metaphorik von der Antike bis ins 19. Jahrhundert erfolgen. In einem ersten Arbeitsschritt erörtere ich wiederkehrende Bedeutungsaspekte der Metapher wie die Gleichsetzung von Gesellschaft und Organismus, Krankheit, Diagnosestellung und Therapie.

Anhand zentraler Textstellen soll darüber hinaus zu Anfang die Geistesgeschichte des Organismusvergleichs in der Antike dargestellt werden. Von großer Bedeutung sind dafür Platon und Aristoteles, aber auch die Stoiker, Cicero und Seneca. Es soll herausgearbeitet werden, dass der Vergleich zwischen Staat und

14

Körper als theoretisches Fundament für die unterschiedlichsten Staatsmodelle in der antiken Welt fungierte. Sowohl die griechische *polis*, als auch das römische Imperium bis hin zum stoischen Weltstaat fanden in ihm eine Stärkung ihrer Legitimation.

Die Verwendung der Körper-Staat-Metapher im Mittelalter weist trotz einer deutlich erkennbaren Kontinuität zur Antike wesentliche qualitative Neuerungen auf, die dargestellt werden sollen. Durch den Vergleich mit dem Organismus, der sich aus einzelnen Teilen konstituiert, entstanden im späten Mittelalter zunehmend Staatsvorstellungen, bei denen sich der Staat nicht mehr nur primär einer übergeordneten Instanz verdankt. Die Entwicklung hin zu einer Gesellschaftstheorie, die sich im Vergleich zu früheren Modellen durch eine größere Dynamik auszeichnet, soll in diesem Kapitel aufgezeigt werden.

Zudem sollen Grundzüge des Organismusvergleichs in wegweisenden Gesellschaftstheorien der Neuzeit untersucht werden. Dabei gilt es, besonderes Augenmerk auf die teilweise gegensätzlichen Konzepte von *Mechanismus*, der vorherrschenden Metapher für Staat im 18. Jahrhundert, und *Organismus* zu richten. In einem weiteren Kapitel geht es um gesellschaftliche Metaphern in den Naturwissenschaften des 19. Jahrhunderts. Inwieweit dabei Schwanns Zellenlehre zu Beginn von Virchows Tätigkeit als Forscher eine programmatische Funktion zugesprochen werden kann, soll unter anderem herausgefunden werden. Die aufstrebende Bakteriologie Ende des 19. Jahrhunderts darf in diesem Kontext ebenso keinesfalls unerwähnt bleiben. Abschließend sollen die Bedeutung der Organismusmetapher in der aktiven Politik des 19. Jahrhunderts und die damit verfolgten gesellschaftspolitischen Ziele der Akteure beleuchtet werden.

Drei Vertreter der Körper-Staat-Metaphorik, die ihre Werke in jeweils unterschiedlichen Epochen verfassten, möchte ich gesondert betrachten. Es handelt sich dabei um die Lehrfabel des Menenius Agrippa, überliefert unter Anderen vom Geschichtsschreiber Titus Livius, aus der Zeit der frühen römischen Republik, sowie um die Abhandlung *Policraticus sive de nugis curialium et vestigiis philosophorum* von Johannes von Salisbury aus dem 12. Jahrhundert. Das neuzeitliche Gesellschaftsmodell, das Thomas Hobbes in seinem Hauptwerk *Leviathan* Mitte des 17. Jahrhunderts ausformuliert, bildet den Abschluss dieses staatstheoretischen Exkurses. Die Absicht liegt darin, neuralgische Punkte, an denen der Analogie neue Bedeutungsebenen hinzugefügt wurden, aufzuzeigen. In welcher Hinsicht unterscheiden sich die der Fabel beziehungsweise den beiden Schriften zugrunde liegenden Gesellschaftsmodelle von Virchows *Zellenstaat*?

Der Schwerpunkt der Arbeit liegt auf den Untersuchungen zur Zellularpathologie Virchows in Hinblick auf ihren biologischen und politischen Aussagegehalt. Um die darin aufgestellten Thesen bezüglich ihrer Neuartigkeit beurteilen zu können, werden diese im Kontext vorangegangener Zellforschung und des zeitgenössischen Standes der Krankheitskonzeptionen betrachtet.

Die dabei hinzugezogenen Textquellen beschränken sich nicht auf die Ausgaben der Zellularpathologie und den diesbezüglich im Vorfeld veröffentlichten Aufsatz. Vielmehr ist es unabdingbar, auch andere Schriften hinzuzuziehen, in denen Virchow sich über Aufbau und Funktion der Zelle, über den Vitalismus und die Entstehung von Krankheit geäußert hat, um ein umfassendes Bild der Virchowschen Zelltheorie zu erlangen. Dazu gehören unter anderem mehrere Beiträge aus dem *Archiv* wie beispielsweise *Ernährungseinheiten und Krankheitsheerde* (1852), *Alter und neuer Vitalismus* (1856) und *Die Kritiker der Zellularpathologie* (1860).

Um den Aussagegehalt und die Theorie bildende Kraft zentraler Begriffe wie *Individuum, Autonomie* und *Zellenstaat* bei Virchow eingehend zu untersuchen, liefern neben der Zellularpathologie der im Jahr 1859 im wissenschaftlichen Verein der Singakademie in Berlin gehaltene Vortrag *Atome und Individuen* und der Aufsatz *Der Kampf der Zellen und Bakterien* (1885) eine geeignete Grundlage.

Rudolf Virchow hat die Analogie zwischen dem menschlichen Körper und „*eine[r] Einrichtung socialer Art"*[7] vor allem zur Beschreibung des gesunden Organismus verwendet. Es soll geklärt werden, ob und in welcher Weise Virchow die Analogie auch auf den kranken Körper ausweitete und welche Aspekte des Bildes dabei zum Tragen kommen. Aufschluss gibt darüber unter Anderem die Vorlesungsreihe *Die krankhaften Geschwülste*, die er während des Wintersemesters 1862/63 an der Universität zu Berlin hielt.

Um den gesellschaftskritischen Gehalt der Zellularpathologie erfassen zu können, muss schlussendlich der Blick auf die von Virchow seit Ende der 1840er Jahre geübte Kritik am Begriff *Staatorganismus* gerichtet werden. Was waren seine Gründe für die Ablehnung des in der Politik Mitte des 19. Jahrhunderts sehr beliebten Vergleichs?

Im Gegensatz zu der exzellenten Quellenlage, die durch Virchows rege Schreibtätigkeit einen beträchtlichen Umfang besitzt, gibt es nur wenige ausführliche Virchow-Biographien auf wissenschaftlicher Grundlage. Es existieren vorwiegend Überblicksdarstellungen mit populär-wissenschaftlichem Anspruch und Arbeiten,

---

[7] Virchow, Rudolf: Die Cellularpathologie in ihrer Begründung auf physiologische und pathologische Gewebelehre (CP), Berlin [4]1871, S. 13.

die einen speziellen Aspekt in Virchows Vita behandeln. Zu fundierten Biographien, die der Gesamtpersönlichkeit Virchows sowohl im politischen als auch im medizinischen Bereich gerecht werden, zählen – trotz ihres frühen Entstehungsdatums und mit einigen Abstrichen – die Arbeit *Rudolf Virchow. Arzt-Politiker-Anthropologe* von Erwin Ackerknecht (1957), die Untersuchung *Rudolf Virchow. Leben und Ethos eines großen Arztes* von Christian Andree (2002) und allen voran die ausführliche Darstellung *Rudolf Virchow. Mediziner-Anthropologe-Politiker* von Constantin Goschler (2002). Ackerknecht gehört zu denjenigen Historikern, die Virchow nach dem Zweiten Weltkrieg vor allem als Vertreter einer humanistischen Medizin und als Liberalen, der sich Bismarck widersetzte, darstellten. Goschlers Arbeit ist eine umfassende Untersuchung der Virchowschen Handlungsfelder, die sich dem Forschungsgegenstand von mehreren Richtungen nähert.

Die Darstellungen *Metaphern für Geschichte. Sprachbilder und Gleichnisse im historisch-politischen Denken* von Alexander Demandt (1978) wie auch *Untersuchungen zur Staats- und Herrschaftsmetaphorik in literarischen Zeugnissen von der Antike bis zur Gegenwart* von Dietmar Peil (1983) bieten einen systematischen Überblick zur Geschichte des Organismusvergleichs. Auch der Aufsatz von Ernst-Wolfgang Böckenförde *Organ, Organismus, Organisation, politischer Körper* (1978) enthält wichtige Informationen zur politisch-organologischen Metaphorik. In seinen beiden Untersuchungen *Bedeutung und Funktion des Organismusvergleichs in den mittelalterlichen Theorien von Staat und Gesellschaft* und der Monographie *Die Entwicklung der organologischen Staatsauffassung im Mittelalter* (1978) zeichnet Tilman Struve die Entwicklung der Körper-Staat-Metapher von Augustins *Ecclesia* als *corpus Christi* aus dem 4. und 5. Jahrhundert bis hin zu den revolutionierenden Staatsvorstellungen Johannes' von Salisbury nach.

Es existieren nur wenige Monographien über die politisch-biologischen Analogien in Virchows Zellularpathologie. In der Darstellung *Politisch-biologische Analogien im Frühwerk Rudolf Virchows* untersucht Renato Mazzolini (1988) den Einfluss politischer Modelle auf die wissenschaftlichen Theorien bei Virchow. Der Autor beleuchtet den politischen Sprachfundus in dessen wissenschaftlichen Schriften und zeigt Wechselwirkungen zwischen politischer und naturwissenschaftlicher Denk- und Darlegungsweise auf.

Eine weitere Studie, die den Ausführungen zum Virchowschen Krankheitsbegriff in dieser Arbeit zugrunde liegt, ist die 1967 erschienene Arbeit *Medizinische Anthropologie im 19. Jahrhundert* von Wolfgang Jacob. Darin nimmt der Autor eine Einordnung politischer und wissenschaftlicher Theorieelemente bei Virchow in den geistesgeschichtlichen Kontext vor.

Von herausragender Bedeutung ist in diesem Zusammenhang auch die im Jahr 2008 erschienene Arbeit *Krebszelle und Zellenstaat. Zur medizinischen und politischen Metaphorik in Rudolf Virchows Zellularpathologie* von Eva Johach. In ihr untersucht die Autorin die Bedeutung von Metaphern in den Wissenschaften im Allgemeinen, wobei sie in einem weiteren Schritt den Blick auf Virchows Krankheitskonzept am Beispiel der Krebserkrankung und die darin enthaltenen soziologisch-biologischen Analogien richtet.

I. Politisches Engagement und Profilierung als Wissenschaftler

1. Grundzüge der politischen Tätigkeit Virchows

1.1. Die Revolution von 1848 und ihre Folgen für Virchows politische Zielsetzungen

Obwohl Virchow in der Märzrevolution keine Führungsrolle einnahm, lieferte er sowohl mit seinem Bericht über die Zustände in Oberschlesien wie auch durch seinen Einsatz für eine Ausweitung der öffentlichen Gesundheitspflege neue sozialpolitische Denkanstöße. Virchow betrachtete die sozialen Missstände bereits in den 40er Jahren als eigentliche Ursache der Revolution. Dieser Sachverhalt zeigt, wie bedeutsam die Untersuchung der frühen politischen Positionierung des zukünftigen Abgeordneten des Preußischen Abgeordnetenhauses ist.

Die zwei wichtigsten Quellen hierfür sind die zu jener Zeit verfassten *Briefe an seine Eltern* ebenso wie die von Virchow und Rudolf Leubuscher herausgegebene Wochenzeitschrift *Die medizinische Reform*. Diese bot der gesamtdeutschen medizinischen Reformbewegung, die sich im Zuge der revolutionären Ereignisse formiert hatte, ein Forum für kritische Stellungnahmen zu den herrschenden sozialen Missständen. Von der bürgerlichen Revolution getragen entwickelte sich 1848 eine ärztliche Standesbewegung, die sich selbst den Namen „Medizinalreform" gab.[8] Sie befasste sich mit der Stellung der Ärzte in einem demokratischen Staat. Dabei ging es unter anderem um die Frage, ob es die Aufgabe des Staates sei, den Arzt zu besolden. Außerdem wurde darüber diskutiert, ob der Arzt dazu befugt sei, seinen Sachverstand auch in politischen Angelegenheiten einzubringen. Virchow setzte sich nicht zuletzt durch seine stilistisch ausgefeilten Artikel maßgeblich für die gemeinsamen Ziele dieser Bewegung ein und lieferte durch sein Engagement einen entscheidenden Beitrag zu deren Vorankommen.[9]

In der ersten Jahrhunderthälfte besaß jeder der einzelnen deutschen Staaten seine eigene Medizinalverfassung, wobei es eine große Anzahl verschiedener ärztlicher Berufe gab, die auf sehr unterschiedlichen Ausbildungen basierten. Es gab die studierten und promovierten Zivilärzte, die getrennt davon ausgebildeten Militärärzte, die durch ein zusätzliches Examen geprüften Medizinalbeamten (Physici)

---

[8] Vgl. Andree, Christian: Rudolf Virchow. Theodor Billroth. Leben und Werk, Kiel 1979, S. 80.
[9] Vgl. Ackerknecht, Erwin: Rudolf Virchow. Arzt-Politiker-Anthropologe, Stuttgart 1957, S. 13ff.

und schließlich die verschiedenen Klassen von Wundärzten oder Chirurgen. Zu Beginn des 19. Jahrhunderts war der Prototyp des Arztes der Hausarzt, der seine Diagnose hauptsächlich auf der Grundlage langjähriger Erfahrung und der umfassenden Kenntnis der familiären Situation traf. Er erhielt ein jährliches Honorar, dessen Höhe von der Wertschätzung und der finanziellen Situation der Familie abhing. Am Ende des 20. Jahrhunderts hatte sich der Schwerpunkt der ärztlichen Tätigkeit auf die Anwendung von naturwissenschaftlichem Fachwissen verlagert. Die Medizinalreformbewegung liegt in der Phase des Übergangs zwischen der alten und der neuen Ordnung. In ihr wurden bereits viele der zukünftigen Grundlagen in der Medizin diskutiert. [10]

Nach dem Wiener Kongress von 1815 hatte sich der wirtschaftliche Liberalismus durchgesetzt, der zur Verarmung vieler Bauern und Handwerker führte, die im Zuge der freien Konkurrenz ins Abseits geraten waren. Auch die Ärzte, die in Preußen Gewerbefreiheit besaßen, zählten zum großen Teil nicht zu den Profiteuren des Systems. Die weit verbreitete Armut unter den Ärzten resultierte daraus, dass viele der Patienten zahlungsunfähig waren. Dieser Zusammenhang warf die Frage auf, ob die Gewerbefreiheit unter Ärzten sinnvoll sei, oder ob eine Verbeamtung der Ärzte nicht deutlich günstigere Auswirkungen auf die Gesamtsituation haben könnte. Die Ärzte erkannten, dass das Gewerbeprinzip in der Medizin nicht nur für ihre eigene Existenz problematisch war, sondern auch für die sozial Benachteiligten. Der Zusammenhang von materieller Not und der Verbreitung von Krankheiten trat bei den Ärzten ins allgemeine Bewusstsein und begründete ihre Forderung nach Reformen in der öffentlichen Gesundheitspflege.

Für die Gruppe um Virchow war die Medizinalreform die notwendige Voraussetzung für eine bessere Gesellschaftsordnung. Ihr Wirkungsbereich sollte sich nicht nur auf medizinische Themen erstrecken, sondern ein integrierender Bestandteil der Politik sein. Virchow glaubte an die Vermeidbarkeit fehlerhafter gesellschaftlicher Entwicklungen durch den Fortschritt in den Naturwissenschaften. Heeres-, Sozial- und Medizinalreform gehörten in Virchows Vorstellung wie auch in seiner praktischen Arbeit zusammen.[11] Innerhalb der Bewegung lassen sich zwei Gruppierungen unterscheiden. Die eine forderte Freiheit, Selbstverwaltung und Schutz vor sozialer Not vor allem für die Ärzte selbst. Die zweite wollte darüber

---

[10] Vgl. Bleker, Johanna: Die Medizinalreformbewegung von 1848/49. Zur Geschichte des ärztlichen Standes im 19. Jahrhundert, in: Sonderdruck Deutsches Ärzteblatt. Ärztliche Mitteilungen, 73. Jahrgang, Heft 45/46, 4.11.1976, 11.11.1976, Köln 1976, S. 1.

[11] Vgl. Bussmann, Walter: Rudolf Virchow und der Staat, in: Vom Staat des Ancien Regime zum modernen Parteienstaat. Festschrift für Theodor Schieder, hrsg. v. H. Berding, K. Düwell, L. Gall, W. Mommsen, H.-U. Wehler, München/Wien 1978, S. 274.

hinaus weit reichende Reformen im öffentlichen Gesundheitswesen durchsetzen. Diese sollten eine Neuregelung des Armenarztwesen beinhalten sowie eine Trennung der Verwaltung des Medizinalwesens von dem Ministerium für geistliche Angelegenheiten. Dabei weist Virchows Modell, das er zur Lösung der Armenarztfrage entwirft, einige Ähnlichkeit zum späteren Krankenkassenwesen auf. Alle Ärzte, die zur Behandlung der Armen bereit seien, sollten nach Virchow eine so genannte „Armenärztliche Assoziation" bilden, wobei die Gemeinden eine Steuer erheben sollten, die zur Entlohnung der Ärzte verwendet würde.[12]

Eine umfassende Neuregelung des Medizinalwesens konnte letztendlich nicht durchgeführt werden. Mit dem Scheitern der Revolution im Juli 1849 verschwand auch das soziale und politische Engagement aus der Standespresse. Ende Juni 1849 stellte die *Medicinische Reform* ihr Erscheinen ein. Im letzten Artikel vom 29.6.1849 heißt es:

„Wir hatten an die Macht der Vernunft gegenüber der rohen Gewalt, der Cultur gegenüber den Kanonen zu viel geglaubt; wir haben unsere Irrthümer eingesehen. [...] Die medicinische Reform, die wir gemeint haben, war eine Reform der Wissenschaft und der Gesellschaft. [...] jeder Augenblick wird uns beschäftigt finden, für sie zu arbeiten, bereit, für sie zu kämpfen. Wir wechseln nicht die Sache, sondern den Raum. Es wäre nicht bloss nutzlos, sondern thöricht, junge Saat auf Felsgrund zu streuen oder im Winter unter die Erde zu bringen. ,Jegliches Ding hat seine Zeit und alles Vornehmen unter dem Himmel hat seine Stunde'."[13]

Über Rudolf Virchows kritische Haltung gegenüber der Monarchie im Allgemeinen und der Regierung Friedrich Wilhelms IV. im Besonderen geben bereits die Briefe an den Vater beginnend im Jahr 1840 Aufschluss. In einem Brief an den Vater vom 21. Dezember 1840 prangert der 19- jährige Virchow unter anderem die außenpolitischen Verfehlungen des Regenten an: „*Die Unthätigkeit des Königs in der jetzigen Zeit, wo Frankreich und Russland sich die Arme bieten, ist gar zu auffallend.*"[14]

Die politische Haltung Virchows zeichnete sich Ende des Jahres 1842 durch das starke Bedürfnis aus, selbst aktiv zu werden. Seine gewachsene Achtung vor fremder Nationalität und die Eindrücke, die Virchow auf einer Reise gesammelt hatte,

---

[12] Vgl. Bleker, S. 7.
[13] Die medicinische Reform (MR). Eine Wochenschrift, hrsg. v. R. Virchow u. R. Leubuscher, Nr. 52, 29.6.1849, Hildesheim/New York 1975, S. 274.
[14] Virchow, Rudolf: Briefe an seine Eltern 1839-1864, hrsg. v. M. Rabl, 2.7.1841, Leipzig 1906, S. 39.

wurden bereits im vorherigen Kapitel erwähnt. Diese Erlebnisse führten ihn zu folgendem Schluss:

„Was ich aber am höchsten schätze, ist die Erfahrung, dass ich für keinen Theil des Lebens erstorben bin; dass jede Erscheinung der ewigen Natur und des menschlichen Geistes mich mit aller Regsamkeit anspricht, und in mein Bewusstsein übergeht. Jede allgemeine Bedeutung, Alles Grosse und Universelle freilich hat mich besonders angezogen, und ich habe mehr als je erkannt, dass die kleinlichen Partikular-Interessen, welche zumal in Pommern jede grössere Regung des Geistes ertötet haben, mir in den Grund zuwider sind. [...] der Drang, nicht unthätig zu bleiben in den grossen Begebenheiten unserer Tage, ist stärker geworden, aber nicht so stark, dass er ein Verkennen unserer herrlichen, schon bestehenden Institutionen einschlösse."[15]

Die Formierung der Opposition im Jahr 1845 erlebte Virchow mit Freude und dementsprechend begrüßte er auch die revolutionären Entwicklungen in den Nachbarländern, wie sie in der Schweiz, in Italien, Dänemark, Frankreich und Ungarn im Februar 1848 stattfanden. Die soziale Blickrichtung, die Virchow als Grundlage jedes funktionierenden rechtsstaatlichen Systems ansah, und die sozialmedizinische Schwerpunktsetzung konstituierten bereits 1848 Virchows Staatsvorstellung.[16]

In den Jahren 1846/47 wütete eine Typhusepidemie in Oberschlesien, die etwa 16.000 Todesopfer forderte. Die öffentliche Anprangerung der erbärmlichen Lebensgrundlage der Oberschlesier, die von großen Teilen der Bevölkerung in einen Zusammenhang mit dem Ausbruch der Epidemie gebracht wurde, führte dazu, dass Kultusminister Eichhorn eine ärztliche Untersuchungskommission zur Erforschung der Entstehung der Epidemie und zur Beratung der lokalen Behörden einsetzte. Die Wahl Virchows als Mitglied dieser Kommission zeigt zum einen das Vertrauen, das man ihm in der Kultusbehörde entgegenbrachte, sowie möglicherweise auch die naive Hoffnung, durch eine entlastende Beurteilung eines Wissenschaftlers die sinkende Autorität des preußischen Staates wieder herzustellen.[17]

Bauer unterstreicht die Schlüsselfunktion der Oberschlesienreise im Leben Virchows und merkt an, dass für diesen „die Reise in das Seuchengebiet zu einem bestimmenden Ereignis für sein künftiges Wirken als Arzt und Sozialhygieniker"[18] wurde. Sowohl in seinem vorläufigen Bericht für das Kultusministerium wie auch in der ausführlicheren Fassung in dem von ihm herausgegebenen *Archiv für patho-*

---

15 Briefe, Rabl, 24.9.1842, S. 49f.
16 Vgl. Ackerknecht, S. 134ff.
17 Vgl. Goschler, Constantin: Rudolf Virchow: Mediziner-Anthropologe-Politiker, Köln/Weimar/Wien, S. 58ff.
18 Bauer, Arnold: Rudolf Virchow – Der politische Arzt, in: Preußische Köpfe, Berlin 1982, S. 30.

logische Anatomie und Physiologie und für klinische Medizin prangert Virchow die unzureichende Regierungsarbeit und die Indoktrinierung der Bevölkerung durch die katholische Kirche als Hauptursache der katastrophalen Zustände an.

„Nirgends, außer in Irland und seiner Zeit in Spanien, hat der katholische Clerus eine absolutere Knechtung des Volkes zu Stande gebracht, als hier; [...] Viele glaubwürdige Männer haben mich versichert, daß die Leute mit einer gewissen Zuversicht dem Tode entgegengesehen hätten, der sie von einem so elenden Leben befreite und ihnen einen Ersatz in den himmlischen Freuden zusicherte. Wurde jemand krank, so suchte er nicht den Arzt, sondern den Priester; [...] Diesen Zustand der Gemüther wußte die Hierarchie im Anfange der Epidemie wohl zu benutzen und nach der allgemeinen Ansicht in den Kreisen hat der Regierungs-Medicinalrath in Oppeln, Herr Lorinser Alles gethan, was geeignet war, diese Bestrebungen zu fördern. Ob es absichtlich geschehen ist oder ob eine sträfliche Unkenntnis der localen Verhältnisse die Ursache war, läßt sich schwer entscheiden; [...] Von der Regierung geschah fast gar nichts."[19]

Virchow erkannte in der Typhus-Form in Oberschlesien den typischen Kriegs- beziehungsweise Hungertyphus, der durch mangelhafte Ernährung und unzureichende Wohnverhältnisse entstanden sei.[20] „Von der Unfähigkeit und Unerbittlichkeit der Bürokratie betroffen"[21], verflocht Virchow in seiner Beurteilung der Situation sozialmedizinische Anschauung und demokratisch-republikanisches Gedankengut. Er forderte zur Verbesserung der Situation unter anderem die Rechtsgleichheit und politische Selbstständigkeit, umfassende Unterweisungen im Ackerbau und in der Viehzucht sowie breiteste Bildung, die die Voraussetzung für Freiheit und Wohlstand liefert. Damit entsprachen seine Forderungen im Allgemeinen denjenigen der bürgerlichen Revolutionäre von 1848. Virchow ist mit diesem politischen Forderungskatalog keineswegs als Sozialist oder gar Kommunist einzustufen, sondern als Reformer, dem es nicht etwa um die Abschaffung der besitzenden Klasse und die Herrschaft der Besitzlosen ging, sondern um die Verbesserung der Lebensbedingungen sozial Benachteiligter.[22]

Im Preußischen Kultusministerium vermied man es jedoch, die Ratschläge Virchows in praktische Politik umzusetzen Es ist wahrscheinlich, dass man in den

---

[19] Virchow, Rudolf: Mittheilungen über die in Oberschlesien herrschende Typhus-Epidemie, in: VA, Bd. 2, 1./2. Heft, 1849, S. 153f.

[20] Vgl. Ackerknecht, S. 106f.

[21] David, Heinz: Rudolf Virchow und die Medizin des 20. Jahrhunderts, in: Hamburger Beiträge zur Geschichte der Medizin, hrsg. v. W. Selberg und H. Hamm, München 1993, S. 261.

[22] Vgl. Eckart, Wolfgang: Rudolf Virchows „Zellenstaat" zwischen Biologie und Soziallehre, in: Die Geheimnisse der Gesundheit. Medizin zwischen Heilkunde und Heiltechnik, hrsg. v. P. Kemper, Frankfurt am Main/Leipzig 1994, S. 251f.

verantwortlichen Regierungskreisen die offenkundigen Widersprüche in Virchows Darlegungen, in denen er eine freiheitliche Selbstbestimmung der Bevölkerung, gleichzeitig aber auch eine vorläufige Vormundschaft bis zur Erlangung dieser selbstverantwortlichen Lebensweise forderte, mit Genugtuung öffentlichkeitswirksam herausarbeitete. Man hoffte, den von Virchow vertretenen Ansatz in ein Konzept der Verbündung von Sozialmedizinern und Staat gegen die unteren Schichten mit dem Ziel ihrer Verbesserung und Erziehung stellen zu können, um das alte obrigkeitsstaatliche System erneut zu festigen. Virchows Oberschlesien-Bericht konnte jedoch zu keinem Zeitpunkt den Bestrebungen nach Wiederherstellung der alten Ordnung gerecht werden, denn die Inhalte spiegeln deutlich das politische Programm der sich formierenden demokratisch-republikanischen Bewegung.[23]

Als sich in immer stärker werdendem Maße die Parteienlandschaft ausdifferenzierte, trat Virchow den radikalen Demokraten bei, die die Etablierung einer bürgerlich-demokratischen Republik forderten und sich in dieser kompromisslosen Haltung von den gemäßigten Liberalen unterschieden. Diese wollten nach den Aufständen eine grundlegende Veränderung der alten bürokratischen und militärischen Strukturen vermeiden. Die Führungspersonen der Liberalen – Bankiers, Fabrikanten und hohe Beamte – waren skeptisch gegenüber tief greifenden Reformen und besonders auch gegenüber dem Willen des so genannten Pöbels. Ihr Ziel war eine konstitutionelle Monarchie nach englischem Vorbild.[24]

In mehreren öffentlichen Stellungnahmen kritisiert Virchow die politischen Grundsätze der Liberalen, da diese das herrschende soziale Ungleichgewicht nicht maßgeblich zu ändern gedachten. Er sah den ausschlaggebenden Impetus der politischen Bewegung in der materiellen Ungleichheit innerhalb der Bevölkerung. Infolgedessen stellten für Virchow Wohlstand, Bildung und Freiheit die Lösung der herrschenden Probleme, einschließlich derjenigen in Oberschlesien, dar. In diesem Sinne verband sich die Lösung der sozialen Frage mit der Forderung nach Freiheit und Selbstbestimmung, wie Virchow in der *Medicinischen Reform* schreibt:

„Von diesem Gesichtspunkte haben wir von vornherein die öffentliche Gesundheitspflege als ein Glied der socialen, sowie der politischen Frage betrachtet. […] Wir meinen es ehrlich mit dem Staat, der Gesellschaft und der Familie; wir wollen dauernde Grundlagen für dieselben und wir tragen die Ueberzeugung in uns, dass diess „breiteste" sein müssen. Desshalb haben wir immer die Demokratie als die erste Bedingung zur Lösung der socialen Frage, zur dauernden Sicherstellung von Staat, Gesellschaft und Familie betrachtet; vor

---

[23] Vgl. Goschler, S. 64ff.
[24] Vgl. Ackerknecht, S. 136ff.

Allem das gleiche politische Recht, die Vernichtung der Vorrechte, die Emancipation der Person."[25]

Rudolf Virchow spielte zudem eine bedeutende Rolle im Prozess der Parteienbildung, der zur Zeit der Revolution vornehmlich von den Demokraten, denen er angehörte, vorangetrieben wurde. Am 21. März trat Virchow im Anschluss an die Berliner Straßenkämpfe dem „Politischen Klub" bei. Das breit gefächerte politische Spektrum dieses Zusammenschlusses, der die bisher erkämpften Zugeständnisse verteidigen wollte, teilte sich wenige Monate später in einen „Demokratischen Klub" und einen „Konstitutionellen Klub", dem die Liberalen angehörten. Der „Demokratische Klub" war zu jener Zeit die wichtigste politische Vereinigung in Berlin und stellte die größte Bedrohung für denjenigen Teil des Bürgertums dar, der an der alten Ordnung festhalten wollte.

Am 1. Mai 1848 fanden die Urwahlen für die Preußische und die Deutsche Nationalversammlung statt, wobei Virchow beide Male zum Wahlmann gewählt wurde. Aus den in Folge abgehaltenen Wahlversammlungen der Wahlmänner entstanden in zahlreichen Stadtbezirken so genannte Bezirksvereine. Anfang Juni schloss man diese zu einem Bezirkszentralverein zusammen, zu dessen Vizepräsident Virchow ernannt wurde.[26]

Zu diesem Zeitpunkt fühlte sich Virchow bereits der äußersten linken Seite des parlamentarischen Spektrums angehörig, distanzierte sich aber vehement von den kommunistischen Idealen der außerparlamentarischen Arbeiterbewegung. In einem Brief an seinen Vater, der etwaige kommunistische Tendenzen seines Sohnes befürchtete und diesen zu einer Erklärung seiner Einstellungen anhielt, vermerkt Virchow:

„Den Communismus als solchen halte ich, wie ich dir schon früher sagte, für Wahnsinn, wenn man nämlich ihn direkt herstellen wollte. Den Socialismus dagegen erkenne ich als das einzige Ziel unserer Bestrebungen, [...] das Bemühen, die Gesellschaft zu vernünftigen Grundlagen zu führen, oder mit andern Worten, Einrichtungen zu treffen, welche uns dafür Gewähr leisten, dass der Pöbel aufhöre, zu sein."[27]

Virchows Gesellschaftsbegriff enthielt im Gegensatz zu den Vorstellungen, die Karl Marx und Friedrich Engels im Jahr 1848 im *Manifest der Kommunistischen Partei* formulierten, keine Pläne zur Enteignung der Besitzenden. Virchow ver-

---

[25] MR, Nr. 30, 26.1.1849, S. 186.
[26] Vgl. Goschler, S. 70ff.
[27] Briefe, Rabl, 23.5.1849, S. 179.

folgte das Ziel eines solidarischen Zusammenschlusses von Besitzenden und Nicht-besitzenden, der die Unterschiede der einzelnen Klassen in Bezug auf Wohlstand, Bildung und Entscheidungsfreiheit nivellieren sollte. Dieser Zustand, dem die Be-freiung des Arbeiters von der Unmündigkeit und der damit einhergehenden materi-ellen Not vorausgehen sollte, konnte nach Virchow jedoch nur durch die Republik, die den Willen des Volkes und nicht den des Königs vertrete, erreicht werden.

„[…] Ich habe die Ueberzeugung, dass es noch sehr lange dauern wird, ehe wieder Ruhe eintritt, denn dieses Eintreten von Ruhe ist an die Einführung einer neuen Art von Ord-nung, der demokratischen nämlich, gebunden."[28]

1.2. Virchow als Kontrahent Bismarcks im Verfassungskonflikt

Als der für seinen regierungsunfähig gewordenen Bruder König Friedrich Wilhelm IV. zunächst als Stellvertreter amtierende Wilhelm I. die Regierungsge-schäfte übernahm, keimte bei Liberalen und Demokraten nach dem Scheitern der Revolution erneut Hoffnung auf den Beginn einer „Neuen Ära". Die Möglichkeit einer Veränderung der politischen Zustände bewirkte bei vielen an der Revolution Beteiligten – so auch bei Virchow, der 1859 in den Stadtrat von Berlin gewählt wurde – die Rückkehr in die aktive Politik. Entgegen allen optimistischen Erwar-tungen entpuppte sich der neue Regent jedoch bald als Anhänger eines durch Got-tes Gnaden begründeten Königtums, was einen offensichtlichen Affront gegen Liberalismus, Bürgertum und auch gegen die Arbeiterschaft darstellte. Sein primä-res Interesse galt der Neubildung des Heerwesens.[29] Gesetzesvorhaben wurden zwar angekündigt, aber vielfach nicht durchgeführt. Die Parlamentarier hatten ver-geblich auf eine konstitutionelle Wende gehofft, die die seit 1848 bestehende Verfassung in demokratischem Sinne modifiziert hätte.[30]

Aus Protest gegen die zurückhaltende Grundhaltung der liberalen Fraktion im Abgeordnetenhaus traten elf ihrer Mitglieder aus und gründeten die deutsche Fort-schrittspartei. Zu ihren Führern gehörten der ostpreußische Gutsbesitzer Leo von Hoverbeck, der spätere Oberbürgermeister von Breslau und Berlin, Max von Forckenbeck, Hermann von Schulze-Delitzsch, Benedikt Waldeck, Viktor von

---

[28] Briefe, Rabl, 23.5.1849, S. 179.
[29] Vgl. Huber, Ernst: Deutsche Verfassungsgeschichte seit 1789, Bd. 3, Stuttgart u.a. [3]1988, S. 277.
[30] Vgl. Boyd, Byron: Rudolf Virchow. The Scientist as Citizen, in: Modern European History. Germany and Austria, hrsg. v. E. Kraehe, New York/London 1991, S. 67.

Unruh, Theodor Mommsen und Werner Siemens. Auch Rudolf Virchow war an der Gründung der neuen Partei, die während des Verfassungskonflikts von 1862 bis 1866 die Opposition anführte, maßgeblich beteiligt. Nachdem er den Konferenzen zur Ausarbeitung des Parteiprogramms vorgesessen hatte, wählte man ihn im Dezember 1861 als Mitglied der Deutschen Fortschrittspartei in das Abgeordnetenhaus.[31]

Das Programm der Fortschrittspartei enthielt die Forderung nach juristischer Ministerverantwortlichkeit und Reformierung des preußischen Herrenhauses. Die Schwerpunktsetzung der Partei beschränkte sich auf die Errichtung einer konstitutionellen Monarchie und der deutschen Einigung unter der Führung Preußens. Weitere konkrete Forderungen waren zum großen Teil ebenso zurückhaltend. Sie beinhalteten unter anderem die Beseitigung einiger Privilegien, die die Junker genossen, die Beibehaltung der Landwehr und die Verantwortlichkeit des Kabinetts gegenüber dem Parlament anstelle des Königs. Es schien zum damaligen Zeitpunkt unmöglich, dem König ein höheres Maß an Freiheit und Mitsprache abzuringen, und so verwendeten die Mitglieder der Fortschrittspartei ihre Anstrengungen primär darauf, die wenigen Rechte, die den Bürgern nach 1848 zugesprochen worden waren, zu verteidigen.[32]

Bei den Wahlen im Dezember 1861 errang sie 104 von insgesamt 352 Sitzen. Die Konservativen fielen von 47 auf 14 Sitze, was die Konservativen und den König gleichermaßen in Alarmbereitschaft versetzte. Im Februar 1860 war ein Streit um die Heeresreform entbrannt, der die innenpolitischen Auseinandersetzungen in der darauf folgenden Zeit bestimmte. Die Regierung plante eine Erhöhung der Präsenzstärke des Heeres, die durch eine Steigerung der jährlichen Aushebung von Rekruten von 40 000 auf 63 000 erreicht werden sollte. Die aktive Dienstzeit sollte drei Jahre betragen. Die dafür benötigten zusätzlichen finanziellen Mittel sollten durch Steuererhöhungen bereitgestellt werden. Des Weiteren plante der Kriegsminister die Umstrukturierung der aus Angehörigen älterer Jahrgänge bestehenden Landwehr. Die Dienstpflicht sollte von 19 auf 12 Jahre vermindert und die drei jüngsten Jahrgänge als Reserve in die Linientruppen eingegliedert werden. Die übrigen fünf Jahrgänge sollten lediglich für Besatzungs- und Etappendienste eingesetzt werden.[33]

Die Liberalen widersetzten sich der faktischen Beseitigung einer eigenständigen Landwehr, die große Bedeutung für das Selbstbild und die relative Selbstbestimmt-

---

[31] Vgl. Boyd, S. 68f.
[32] Vgl. Ackerknecht, S. 144ff.
[33] Vgl. Huber, S. 280.

heit des Bürgertums hatte. Außerdem forderten sie eine Begrenzung der Dienstzeit auf zwei Jahre. Der Kriegsminister Albrecht von Roon vertrat jedoch genau wie der Prinzregent die Ansicht, dass das Heer als Machtinstrument von der bürgerlichen Gesellschaft getrennt werden müsse, um zuverlässig und systemtreu seinen Dienst zu tun. Das Abgeordnetenhaus verweigerte die letztendliche Zustimmung zur Heeresreform, stimmte der Vorlage aber in den Jahren 1860 und 1861 als Provisorium jeweils für ein Jahr zu, um die Kriegsbereitschaft weiterhin aufrechtzuerhalten. Nach dem Erfolg der Fortschrittspartei im Dezember 1861 rückte eine Lösung des Konflikts in weite Ferne. Die Verabschiedung des Etats für 1862 war nicht mehr möglich. Das Abgeordnetenhaus wollte die Umverteilung von Haushaltsmitteln zur Realisierung der Heeresreform verhindern und beschloss am 6.3.1862 eine Einzelabstimmung über die einzelnen Titel des Heeresetats. Daraufhin löste der König am 11. März das Haus auf und bildete die Regierung um.[34]

Das Ergebnis der Neuwahl des Abgeordnetenhauses vom 6. Mai 1862 bedeutete für den König und die Regierung ein Desaster. Die Konservativen fielen von 14 auf 11 Sitze, wohingegen die liberale Mehrheit 248 von 352 Sitzen erhielt. Der Budgetausschuss beantragte eine Streichung der für die Heeresreform vorgesehenen Mittel, woraufhin der König eine Regierung ohne Budget in Aussicht stellte. Im August hatte der Bonner Staatsrechtler Clemens Theodor Perthes die so genannte „Lückentheorie" in die Diskussion einfließen lassen. Diese besagte, dass die Verfassung keine Bestimmung für den Fall, dass der Etat nicht beziehungsweise nicht rechtzeitig verabschiedet werde, enthalte. In diesem Fall müsse der König im allgemeinen Staatsinteresse diese Lücke ausfüllen und ohne Etat regieren.[35]

Im September telegrafierte Kriegsminister Roon an den Gesandten von Bismarck in Paris und forderte diesen auf, schnellstmöglich nach Berlin zu kommen. In einer Unterredung in Babelsberg bei Potsdam am 22. September konnte Bismarck die Bedenken, die Wilhelm I. gegen seine Person hegte, beseitigen und ihn von seinem Vorhaben der Abdankung abbringen. Bismarck sagte dem König die Durchführung der Heeresreform zu, wobei er diese auch gegen die Mehrheit des Abgeordnetenhauses notfalls auch ohne Budget und damit gegen die Verfassung durchzusetzen gedachte. Bismarck wurde zum preußischen Ministerpräsidenten und Außenminister ernannt. Zum Entsetzen der Liberalen äußerte sich der neue Ministerpräsident am 30. September mit folgenden Worten im Budgetausschuss: „Nicht durch Reden und Majoritätsbeschlüsse werden die großen Fragen der Zeit entschieden – das ist der Fehler von 1848 und 1849 gewesen –, sondern durch

---

[34] Vgl. Huber, S. 286f.
[35] Vgl. Ders., S. 333.

Eisen und Blut." Am 13. Oktober ließ Bismarck die Session des Landtags schließen. Ein Etat war für 1862 und 1863 nicht zustande gekommen.[36]

Im preußischen Heeres- und Verfassungskonflikt versagte das konstitutionelle Regierungssystem in der Situation, in der es erstmals auf die Probe gestellte wurde. Der Rückgriff auf ein vermeintliches Notrecht der Krone und der Regierung war ein taktischer Zug im politischen Machtkampf. Das königstreue Heer sollte primär die Stellung des Militärs im Staate stärken und liberale Reformen, allen voran die Weiterentwicklung der Verfassung, unterbinden. Es bedurfte eines Kabinetts, das gegen Verfassung und Staatsrecht regierte, um die konfliktträchtige Situation, in die sich die preußische Monarchie manövriert hatte, zu bewältigen.

Virchow betrachtete die Heeresreform als Prüfstein in der Auseinandersetzung um die Gültigkeit verfassungsrechtlicher Grundsätze. In der Hauptsache ging es dabei um die in der Verfassung vorgeschriebene Bewilligung des Budgets durch das Abgeordnetenhaus, die zusätzlich zur Zustimmung des Königs und des Herrenhauses erfolgen musste. Hier engagierte sich Virchow über die praktische sozialpolitische Arbeit in der Gesundheitspflege hinaus in einem theoretisch-konstitutionellen Bereich. Erstmals seit 1849 versuchte eine parlamentarische Opposition, konstitutionell zugesprochenen Rechte einzufordern und damit der Verfassung die unanfechtbare Stellung zu verleihen, die für sie in heutiger Zeit charakteristisch ist.[37] In seiner ersten großen Rede im Landtag am 5. Juni 1862 legt Virchow seine Auffassung dar:

„Endlich ist der Zeitpunkt gekommen, wo wir wissen müssen: ist dieses konstitutionelle Leben eine Wahrheit, will man wirklich konstitutionell regieren, oder will man es nicht? […] Wir meinen, dass diejenigen der Krone und dem Volk gleich schlecht dienen, welche beide in Konflikte bringen. Wir meinen, dass die wahren Interessen beider in Preußen untrennbar zusammenfallen, und dass man nicht das Königtum bekämpft, wenn man eine Anforderung der Regierung ablehnen zu müssen glaubt."[38]

Virchow war im Gegensatz zur Regierung der Meinung, dass es zur Herbeiführung der deutschen Einigung keiner vergrößerten Armee bedurfte. Stattdessen forderte er mehr Ausgaben für Bildung und Infrastruktur. In der gleichen Rede kommentiert

---

[36] Vgl. Engelberg, Ernst: Bismarck. Urpreuße und Reichsgründer, Berlin 1985, S. 527.
[37] Vgl. Andree, Christian: Rudolf Virchow. Leben und Ethos eines großen Arztes, München 2002, S. 96f.
[38] Stenographische Berichte über die Verhandlungen der beiden Häuser des Landtages. Haus der Abgeordneten, Bd. 1, Sitzung vom 5.6.1862, S. 148.

er die Aussage Otto von Bismarcks, der behauptet hatte, dass die Verfassung keine Regelungen für den Fall eines nicht zustande kommenden Etatgesetzes beinhalte.[39]

„Meine Herren, die Verfassung läßt der Regierung zwei Möglichkeiten, wenn ein derartiger Konflikt eintritt, daß ein Gesetz, welches nothwendiger Weise zu Stande kommen muß, mit ihr nicht zu Stande kommt. [...] Will das Ministerium aber weder auflösen noch abtreten, nun, dann scheint mir, giebt es noch andere Möglichkeiten, nämlich die, daß es ein anderes Budgetgesetz einbringt, oder daß es das betreffende Armeegesetz, auf Grund dessen überhaupt die Bewilligung stattfinden soll, zur rechten Zeit einbringt und darauf sich die Bewilligung geben läßt, oder endlich, daß es sich eine Indemnität für das Vergangene und unter ganz bestimmten Zusicherungen einen Kredit für eine kurze Zukunft erbittet und daß es dann versucht, in den regelmäßigen verfassungsmäßigen Weg einzutreten, auf dem, wie ich überzeugt bin, die Landesvertretung ihm zu jeder Zeit bereitwillig zur Seite stehen wird."[40]

Virchows Stellungnahme zu der Bismarckschen Missachtung verfassungsrechtlicher Prinzipien kennzeichnet den Anfang seines konsequenten Einsatzes für konstitutionelle Stabilität und ein unanfechtbares parlamentarisches Mitspracherecht.

„Die Prärogative der Krone sind in ganz scharfer Weise in [...] der Verfassung niedergelegt [...]. Da steht, daß der König den Oberbefehl führt, daß er alle Stellen im Heere besetzt, daß er das Recht hat, Krieg zu erklären und Frieden zu schließen, daß er nach Maßgabe des Gesetzes den Landsturm aufbieten kann. Aber es steht nicht da, daß er Stellen kreiren kann ohne Zustimmung der Landesvertretung, daß er neue Aemter in der Armee einrichten kann, ohne daß dieselben in regelmäßiger Weise berathen und bewilligt sind, daß er Gelder anweisen kann ohne Zustimmung der Landesvertretung, daß er in der Lage ist, die Armee auf neuen gesetzlichen Grundlagen zu formiren. [...] Dadurch werden die Könige nicht stark, daß sie mit ihrem Volke in Unfrieden leben."[41]

Im Jahr 1863 wandte sich Virchow an den König, wobei er die verfassungswidrigen Vorgänge als solche bezeichnete und die Verfolgung der Opposition anprangerte. Der Vorstoß Virchows blieb jedoch erfolglos, denn der königliche Empfänger der kritischen Worte stand erwartungsgemäß auf Seiten der Regierung.[42]

Im Januar 1863 war in den russischen Teilen Polens ein Aufstand ausgebrochen, woraufhin Preußen ein geheimes militärisches Bündnis mit Russland gegen Polen schloss. Dieser Vertrag war dem Parlament zur Zustimmung nie vorgelegt worden,

[39] Vgl. Vasold, Manfred: Rudolf Virchow. Der große Arzt und Politiker, Stuttgart 1988, S. 200f.
[40] Sten. Berichte. Haus der Abgeordneten, Bd. 3, Sitzung vom 11.9.1862, S. 1597.
[41] Sten. Berichte. Haus der Abgeordneten, Bd. 3, Sitzung vom 11.9.1862, S. 1597.
[42] Vgl. Engelberg, Urpreuße, S. 531.

was Virchow, der den Verfassungsbruch nicht stillschweigend hinnehmen konnte, erneut auf den Plan rief. In der Sitzung vom 18. Februar sagt er dazu vor dem preußischen Abgeordnetenhaus:

„Der Herr Ministerpräsident scheint vorauszusetzen, daß Mobilmachungen ganz einfach decretirt werden können, und daß die Gesetze dem Ministerium die Möglichkeit geben, beliebig die Reserven einzuziehen. Ich bin bis jetzt außer Stande gewesen, die gesetzliche Begründung einer solchen Berechtigung des Staatsministeriums zu sehen, und wenn also die Regierung in dieser Weise vorgeht, dann faßt sie, meines Erachtens, eine Bestimmung eines Gesetzes in einer solchen Weise, daß, wenn sie darin fortfahren wollte, sie unzweifelhaft [...] die Zustimmung der Landesvertretung zu einem solchen Vertrage nöthig haben würde."[43]

Der Schlagabtausch zwischen den beiden Männern wurde in Ton und Inhalt immer aggressiver, wobei ein weiterer außenpolitischer Streitpunkt Stoff für Diskussionen lieferte. Die Schleswig-Holsteinische Frage, in der Bismarck ohne Unterweisung des Parlaments für dieses völlig undurchschaubar agierte, erregte großen Unmut in der Opposition. Virchow kritisierte in diesem Zusammenhang Bismarcks scheinbare Wechselhaftigkeit in der Verfolgung politischer Ziele. Bismarck griff daraufhin seinen Vorredner an, indem er diesem die fachliche Kompetenz zur Beurteilung seiner Politik absprach.

„Die Politik ist keine exakte Wissenschaft [...]. Wenn aber der Herr Vorredner sich aus seinem Gebiete entfernt und auf mein Feld unzünftig übergeht, so muss ich ihm sagen, dass über Politik sein Urteil ziemlich leicht für mich wiegt. Ich glaube wirklich, meine Herren, ohne Überhebung, diese Dinge verstehe ich besser [...] Ich finde bei dem Herrn Vorredner Verständnis für Politik überhaupt nicht."[44]

1864 wurde die alte Auseinandersetzung um das Militärgesetz erneut aufgegriffen, wobei die Diskussionen aufgrund der verhärteten Fronten zu keinem Ergebnis führten. Auch im darauf folgenden Jahr blieb das Haus bei seinem bisherigen Standpunkt in dieser Sache. In Anbetracht der wirtschaftlichen und außenpolitischen Erfolge, die Bismarck durch die Etablierung vorteilhafter Handelsbeziehungen und der Annexion Schleswig-Holsteins vorweisen konnte, erkennt Ackerknecht die Standhaftigkeit der Parlamentarier in ihrer Zustimmungsverweigerung als *„bemerkenswert"*[45] an.

---

[43] Sten. Berichte. Haus der Abgeordneten, Bd. 1, Sitzung vom 18.2.1863, S. 264.

[44] Sten. Berichte. Haus der Abgeordneten, Bd. 2, Sitzung vom 18.12.1863, S. 504f.

[45] Ackerknecht, S. 149.

In dasselbe Jahr fiel die Duellforderung Bismarcks an Virchow, nachdem dieser in einer Debatte vom 2. Juni 1865 den Wahrheitsgehalt einer Aussage des Ministerpräsidenten angezweifelt hatte:

„Ich kann nur sagen, daß ich dem Herrn Ministerpräsidenten gegenüber konstatirt habe, daß der Satz, von dem er ausgegangen war: „Der Bericht sei der Marine in einem so hohen Grade ungünstig, daß er unser Verfahren dem des Hannibal Fischer gleichstellte", unrichtig sei. Ich habe durch Verlesung von Stellen dargethan, daß diese Behauptung nicht richtig sei und habe gesagt, ich begriffe nicht, wie man überhaupt solche Einwendungen gegen einen ganz offenen und ehrlichen Bericht machen könne, wenn man ihn gelesen habe. Davon kann ich Nichts zurücknehmen."[46]

Bismarck interpretierte diesen Vorgang als persönliche Beleidigung, die ihm keine andere Wahl lasse, als die Forderung nach Genugtuung in einem Duell zu stellen.[47] Die Abgeordneten genossen im weitesten Sinne Straffreiheit für ihre Stellungnahmen vor dem Parlament und konnten nur in wenigen Fällen für vermeintliche Beleidigungen gerichtlich belangt werden. Die Indemnität der Mitglieder des Hauses – namentlich seines größten Widersachers – war Bismarck ein Dorn im Auge. Virchow war jedoch trotz seiner leidenschaftlichen Hingabe zu jeglicher verbal ausgetragenen Streitigkeit für diese Form der Duellierung nicht zu gewinnen, denn „geistige Auseinandersetzungen pflegte er mit geistigen Mitteln auszutragen"[48].

Virchow zitiert am 17. Juni 1865 im Abgeordnetenhaus aus einem Artikel der neusten Ausgabe der „Provinzialkorrespondenz", der die Duellforderung Bismarcks an Virchow behandelt:

„Es heißt darin: ,[...] Durch eine der Verhandlungen der vorigen Woche fand sich der Ministerpräsident v. Bismarck in die bedauerliche Nothwendigkeit versetzt, persönliche Genugthuung von dem Abgeordneten Virchow zu fordern. Dieser hatte sich in der Leidenschaft der Rede so weit vergessen, einen ehrenkränkenden Zweifel an der Wahrhaftigkeit des Ministers auszusprechen. Herr v. Bismarck ließ Herrn Virchow deshalb auffordern, im Abgeordnetenhause zu erklären, daß er ihn mit jener Aeußerung nicht habe beleidigen wollen. Herr Virchow gab zwar zuerst seine Bereitwilligkeit zu einer solchen Erklärung zu erkennen, später aber machte er dieselbe von einer ganz willkürlichen und ungehörigen Bedingung abhängig und zog seine definitive Entschließung unter allerlei Entschuldigungen so lange hin, bis seine Freunde im Abgeordnetenhause laut verkündet hatten, es sei nicht zulässig, einen Abgeordneten wegen seiner Reden anders als im Hause selbst zur

---

[46] Sten. Berichte. Haus der Abgeordneten, Bd. 3, Sitzung vom 2.6.1865, S. 1900.
[47] Vgl. Machetanz, Hella: Die Duell-Forderung Bismarcks an Virchow im Jahre 1865, Erlangen/ Nürnberg 1977, S. 12ff.
[48] Vasold, S. 214f.

Rechenschaft zu ziehen. [...] Der Vorgang hat insofern eine große Bedeutung, als er zeigt, wieweit die Abgeordneten von der Fortschrittspartei den Mißbrauch der ihnen verliehenen Rechte und Freiheiten zu treiben bedacht sind."[49]

Virchow kommentiert daraufhin sachlich die gegen ihn erhobenen Anklagepunkte. Dabei wiederholt er den gegenüber Bismarck geäußerten Vorwurf, dieser habe sich über ein Schriftstück geäußert, mit dem er sich im Vorfeld nicht befasst habe.

„Ich habe nachgewiesen, daß gerade in diesem technischen Theile diejenigen Stellen enthalten seien, welche ich als Gegenbeweis beibrachte, und ich kann daher noch gegenwärtig die Ueberzeugung aussprechen, daß der Herr Ministerpräsident sich wirklich nicht die Mühe genommen hatte, den Bericht vollständig in allen seinen einzelnen Theilen zu lesen."[50]

Trotz der Aufrichtigkeit und Standhaftigkeit einzelner Mitglieder der Fortschrittspartei – allen voran Virchow als Bismarcks wichtigsten Widersacher – konnte der Ministerpräsident in einem vier Jahre dauernden Prozess die Opposition sukzessive zersetzen. Was er durch taktische Manöver und systematische Einschüchterung nicht erreichte, das gelang ihm durch seine großen außenpolitischen Erfolge, die den Norddeutschen Bund und damit auf längere Sicht die Einigung ganz Deutschlands mit sich brachten.[51]

Es gelang Bismarck zudem, die Fortschrittspartei zu spalten. Diejenigen, die die Partei verließen, gründeten die so genannte Nationalliberale Partei, die Bismarck bis 1878 unterstützte und die die eigene Frustration ob ihrer Machtlosigkeit mit einem naiven Vertrauen auf die „historischen Tendenzen" zu beschwichtigen pflegte. Im September 1866 erklärte das Abgeordnetenhaus der Regierung Indemnität für die vier Jahre, in denen sie gegen die Verfassung regiert hatte. Damit war der Verfassungskonflikt formal beendet.[52]

Virchows politische Rolle hatte sich durch die rückwärts gewandte gesellschaftliche Entwicklung grundlegend geändert. Auch in der folgenden Zeit behielt er konsequent seine Staatsauffassung bei und hielt zu seiner Partei, was unter anderem seine Gegenstimme zu Indemnität und Heeresbudget im Jahre 1867 unter Beweis stellt. Aber es muss an diesem Punkt festgestellt werden, dass Virchow von

---

[49] Sten. Berichte. Haus der Abgeordneten, Bd. 3, Sitzung vom 17. 6. 1865, S. 2250f.
[50] Sten. Berichte. Haus der Abgeordneten, Bd. 3, Sitzung vom 17.6.1865, S. 2251.
[51] Vgl. Ackerknecht, S. 149f.
[52] Vgl. Huber, S. 351.

nun an und für den Rest seines Lebens einer oppositionellen Minderheit ange-hörte.[53]

Die in den vorangegangenen Jahren fast schon selbstverständliche Zusammen-gehörigkeit von Begrifflichkeiten wie „Fortschritt", „Liberalismus" und „Nationa-lismus" löste sich im Zuge dieser Entwicklungen auf. Der Glaube an den Fort-schritt, der das liberal gesinnte Bürgertum bisher verbunden hatte, verlor nach und nach seine integrierende Wirkung.

In der Schrift *Erinnerungen. Blätter des Dankes für meine Freunde* (1901), in der Virchow an die Wissenschaftler seiner Zeit appelliert, lässt sich deutlich der Hintergrund des Virchowschen Fortschrittsbegriffs und seiner damit einhergehen-den politischen Haltung während des Verfassungskonflikts und zu Beginn des neuen Reiches erkennen.[54] Die Entwicklung in Richtung Moderne, die Virchow seit den 1840er Jahren miterlebt hatte, begriff er als eine nicht mehr zum Stehen zu bringende Abfolge von Entwicklungsschritten, die lediglich durch verhältnismäßig unbedeutende Rückschläge kurzzeitig unterbrochen werde. Das Ziel des Fort-schritts, den Endpunkt jeglicher wissenschaftlicher sowie gesellschaftlicher Verän-derungen sah Virchow in der Ausweitung der Humanität.

„Vertraut dem Volke und arbeitet für dasselbe, dann wird auch euch der Lohn nicht fehlen, wenngleich der Abbruch zahlreicher Einrichtungen, das Verschwinden vieler Menschen, die völlige Umgestaltung des öffentlichen Lebens den Gedanken unserer Vergäng-lichkeit ganz nahe bringt. Das ist mein Glaubensbekenntniss, und mit diesem hoffe ich, so lange ich lebe, auskommen zu können."[55]

Virchow hatte aufgrund der politischen Entwicklung nach dem Scheitern der Revolution und der Vergeblichkeit konstitutioneller Bemühungen zwar Abstriche in Bezug auf den zeitlichen Rahmen der Entstehung einer modernen Gesellschaft machen müssen, jedoch blieb er ein konsequenter Anhänger des Modells eines „konservativen Fortschritts" in Wissenschaft und Politik, deren gemeinsames Ziel letztlich immer die Humanität im Sinne einer Verbesserung des Menschen und seiner ihn konstitutiv beeinflussenden Umwelt sein sollte.[56]

---

[53] Vgl. Boyd, S. 109.
[54] Vgl. Virchow, Rudolf: Zur Erinnerung. Blätter des Dankes für meine Freunde, in: VA, Bd. 167, 1. Heft, 1902, S. 3f.
[55] Ders., S. 15.
[56] Vgl. Goschler, S. 311f.

1.3. Virchows politisches Profil im neuen Reich

Am Vorabend des deutsch-französischen Krieges von 1870/71 trat Virchow als entschiedener Gegner der bisher auf dem Weg zur deutschen Einheit verfolgten kriegerischen Vorgehensweise mit „Blut und Eisen" auf. Er plädierte 1869 vor dem Landtag für die Entwaffnung und gegen neue Aufrüstungsprogramme. Diese Haltung trug ihm für den Rest seines Lebens größte Missbilligung von Seiten seiner politischen Kontrahenten ein und zeigte erst in weiter Zukunft mit der Erfahrung zweier Weltkriege ihre Berechtigung.[57]

Als der Krieg bereits ausgebrochen war, galten Virchows Bemühungen dem Appell an die Wissenschaftler, ihre moralische Verantwortung im Sinne der Friedenssicherung wahrzunehmen und die Versöhnung der an den Kämpfen beteiligten Nationen zu unterstützen.

„Möge doch gerade die Medicin, wie sie schon während des Krieges in beiden Heeren zu einem gewissen Zusammenwirken genöthigt ist, frühzeitig vorangehen und die innere Verständigung vorbereiten. Möge die gesammte Wissenschaft ihren Einfluss einsetzen, um in dem wiedergewonnenen Frieden die Versöhnung der Gemüther und die Einsicht in die Gemeinsamkeit der Interessen Aller zu fördern."[58]

In dem Aufsatz *Der Krieg und die Wissenschaft* (1870) macht Virchow seine Auffassung von der Rolle der Medizin und der Verantwortung der Wissenschaftler innerhalb kriegerischer Auseinandersetzungen deutlich.

„Die Medicin ist zunächst berufen, die Aera des Friedens vorzubereiten. Inmitten der Schrecken des Krieges ist sie und wesentlich nur sie amtlich berufen, auf den Schlachtfeldern anwesend zu sein als die Vertreterin der Humanität, als die Repräsentantin des Menschenfriedens. Ohne Unterschied nimmt sie Freund und Feind in ihren hülfreichen Arm, um die blutigen Wunden zu heilen [...]. Erweisen wir uns dieser Auszeichnung, welche die Gewalthaber in unsere Hand gelegt haben, würdig. Seien wir die Hohepriester der Humanität im Kriege, Segen spendend für Alle. Aber gedenken wir daran, dass die höhere Aufgabe nicht im Kriege gelöst werden kann, dass vielmehr eine lange und ausdauernde Arbeit des Friedens dazu gehören wird, humanes Wissen und Handeln zur Grundlage aller öffentlichen Einrichtungen, zum Gegenstande alles privaten Strebens zu machen."[59]

---

[57] Vgl. Ackerknecht, S. 154f.
[58] Virchow, Rudolf: Der Krieg und die Wissenschaft, in: VA, Bd. 51, 1. Heft, 1870, S. 5f.
[59] Ders., S. 5.

Von großer Wichtigkeit in Virchows politischer Laufbahn ist die Beteiligung der Liberalen an der Auseinandersetzung mit dem politischen Katholizismus an der Seite Bismarcks, die unter dem von Virchow geprägten Begriff „Kulturkampf" in die Geschichte einging. Die Motive und Ziele, von denen sich die beiden antiklerikalen Verbündeten leiten ließen, waren dabei keineswegs deckungsgleich. Im Kern ging es um die Frage, wie der weltliche Staat seine Ansprüche gegenüber einer traditionellen Organisation wie der Kirche durchsetzen sollte. Bereits seit längerem hatte die Auseinandersetzung geschwelt. In Baden, wo die Liberalen als regierende Partei fungierten, war sie schon zum offenen Ausbruch gekommen. Die Liberalen kämpften hier wie später auch um staatliche Aufsichtsrechte und Möglichkeiten zum Eingriff gegenüber den traditionellen kirchlichen Kräften. Nach der Reichsgründung 1871 verschärfte sich der Gegensatz, da das neue Reich vorwiegend protestantisch geprägt war. Das katholische Volk wurde durch die Zentrumspartei vertreten. Da die wichtigsten Minoritäten – Polen, der überwiegende Teil der Elsässer und Lothringer – im Reich katholischer Konfession waren, sah Bismarck in deren einzelstaatlichem Partikularismus eine Gefahr für den deutschen Nationalstaat.[60]

Mit dem Vatikan hatte der preußische Staat bisher vergleichsweise gut zusammenarbeiten können. Die Interessensbereiche beider überschnitten sich in dem Anliegen, fortschrittliche gesellschaftliche Tendenzen zu unterbinden. Im Jahr 1869/ 70 wurden alle Machtbereiche der katholischen Kirche gegen die moderne Entwicklung von Gesellschaft, Staat und Kultur durch die Beschlüsse des I. Vatikanischen Konzils von Papst Pius IX. aktiviert. Diese gipfelten im Dogma von der Unfehlbarkeit des Papstes, was besonders unter den deutschen Bischöfen kritisch aufgenommen wurde. In der Folge spalteten sich die so genannten Altkatholiken von der Amtskirche ab, die mit den Abtrünnigen in erwartungsgemäß autoritärer Weise verfuhr. Daran entzündete sich der Streit mit dem Staat, wobei die Zentrumspartei als politischer Vortrupp der Papstkirche betrachtet wurde und somit als Ziel der vornehmlich von staatlicher Seite her gesteigerten Angriffe herhalten musste. Diese Vorgehensweise hatte jedoch vor allem Auswirkungen auf die vielfältigen Wirkungsbereiche der katholischen Kirche, weniger auf die politische Arbeit des Zentrums. Es wurden preußische Gesetze erlassen, die in ähnlicher Form auch in den anderen Bundesstaaten eingeführt wurden, die die staatliche Schulaufsicht, die Zivilehe und die staatliche Mitwirkung bei der Ernennung kirchlicher Würdenträger festsetzten. Außerdem wurde der Jesuitenorden verboten, keine staatlichen Zuschüsse an die katholische Kirche mehr gezahlt und die Tätigkeit der

---

[60] Vgl. Engelberg, Ernst: Bismarck. Das Reich in der Mitte Europas, Berlin 1990, S. 104.

Bischöfe durch Strafgesetze überwacht. Der Vatikan forderte die Katholiken dazu auf, die neuen Regelungen zu missachten, und drohte andernfalls mit dem Kirchenbann.[61]

Bismarck interessierte sich bei diesem Konflikt weit weniger für das Ideologische als für das Politische. Die Möglichkeit einer katholischen Liga gegen das preußisch-protestantische Reich erschien dem Kanzler nach 1871 erneut eine aktuelle Gefahr zu sein. Nach 1866 waren die Schutzbündnisse mit den süddeutschen Staaten von partikularistischen Kräften zunehmend in Frage gestellt worden. Diese süddeutschen Partikularisten waren, abgesehen von Württemberg, vom katholischen Klerikalismus beeinflusst gewesen.[62]

Bei diesem Konflikt stand neben den Nationalliberalen auch die Mehrzahl der Mitglieder der Fortschrittspartei auf Bismarcks Seite. Virchow konnte als konsequenter Liberaler das Dogma von der Unfehlbarkeit des Papstes nicht kampflos hinnehmen. Für Virchow stand fest, dass der Einsatz für eine Trennung von Kirche und Staat an Bismarcks Seite einem positiven Zwecke diene. Dabei entging ihm, dass Bismarck in erster Linie aufgrund eigener machtpolitischer Beweggründe handelte und seinem Vorgehen kein liberaler Gedanke zugrunde lag. Virchow erkannte später, dass er von falschen Prämissen ausgegangen war, und gestand sich den begangenen Fehler, den Ackerknecht als den „zweifellos [...] größte[n] Irrtum seiner politischen Laufbahn"[63] bezeichnet, ein.

Ab 1875 begann Bismarck einzusehen, dass sein Kampf aussichtslos war. Die verstärkte Politisierung der Katholiken, die sich im Widerstand vereinten, verbesserte sogar noch ihre Position und führte zu entsprechenden Wahlergebnissen. Die Ära der Zusammenarbeit zwischen Bismarck und den Liberalen klang ab 1876 langsam aus. Die Folge der unbedachten Parteinahme der Mehrheit der Fortschrittler war, dass Bismarcks Einfluss noch weiter gestiegen war. Das Ziel der Fortschrittspartei, die Lücken der Reichverfassung und der Reichsgesetzgebung in konstitutioneller Weise auszufüllen, war nicht verwirklicht worden. Die Ansicht, dass man nur an der Seite Bismarcks etwas erreichen könne, bestimmte die Haltung der Liberalen bis weit in die Fortschrittspartei hinein. Dadurch konnte der Kanzler seine Vorhaben in der darauf folgenden Zeit durch Konfrontation bis hin zu Rücktrittsandrohungen durchsetzen. Virchow verlor seine führende Position innerhalb

---

[61] Vgl. Engelberg, Reich, S. 121.
[62] Vgl. Ders., S. 104.
[63] Ackerknecht, S. 157.

der Fortschrittspartei an den 17 Jahre jüngeren Eugen Richter, der zu den Wenigen gehörte, die das Vorgehen gegen die Katholiken nicht unterstützt hatten.[64]

An den politischen Auseinandersetzungen der 80er Jahre, in denen es um Bismarcks Zolltarife und die Sozialgesetzgebung ging, war Virchow in geringerem Maße beteiligt als Richter, der die Partei nun hauptsächlich vertrat. Virchow blieb weiterhin Vorsitzender der Rechnungskommission des preußischen Landtages. In dieser Funktion war er von 1872 bis 1902 tätig. Sein Sinn für Ordnung und seine Genauigkeit machten ihn zur idealen Besetzung dieses Postens. So konnte Virchow seine Ansicht, dass Politiker über die einfache Bewilligung des Budgets vor allem ein wachsames Auge auf die tatsächlichen Ausgaben haben sollten, in praktische Politik umsetzen. Er erreichte mehrfach die Bildung einer vereinten Front mit den Nationalliberalen, die sich auch gegen Bismarck stellten, sobald es um Geld ging.[65] Die kontinuierlichen Anstrengungen, die der Politiker Virchow auf die Wahrung verfassungsgemäßer Grundsätze verwendete, treten deutlich zutage. Er kämpfte unbeirrbar für Erhalt und Ausweitung der politischen Einflussnahme durch das Parlament, wobei dieser Kampf über lange Etappen ein frustrierendes Unternehmen gewesen sein muss. Das eigene Land wuchs und gedieh unter Bismarcks Führung und zeitgleich wurde die Bevölkerung unmündig gemacht. Die freiheitlichen Ziele der Revolution verloren sich in des Volkes Zustimmung zu Einheit, Wohlstand und relativer sozialer Sicherheit. Virchow blieb somit die Verwirklichung vieler politischer Ziele verwehrt. Dennoch konnte er am Ende seines Lebens gerade auf dem Gebiet der öffentlichen Gesundheitspflege auf einige Erfolge zurückblicken.

„Mir liegt nur daran, wieder einmal in Erinnerung zu bringen, wie unvermeidlich es ist, die practische Medicin mit der politischen Gesetzgebung in unmittelbare Beziehung zu setzen, was ich damals in der „Medicinischen Reform" (1848-49) versuchte. Seitdem die öffentliche Hygieine als integrirender Bestandtheil der allgemeinen Fürsorge aufgestellt worden ist, hat der Vorwurf, dass ein Arzt auch Politiker sei, alle Bedeutung verloren."[66]

Es ist bemerkenswert, mit wie viel Aufopferung und Mut Virchow seine politische Linie vertrat. Auch nach dem Scheitern der Revolution versuchte er, sich für die Wahrung des Erreichten einzusetzen, obgleich seine Enttäuschung groß gewesen sein muss.

---

[64] Vgl. Ackerknecht, S. 156f.
[65] Vgl. Ders., S. 159.
[66] Virchow, Rudolf: Zur Erinnerung. Blätter des Dankes für meine Freunde, in: VA, Bd. 167, 1. Heft, 1902, S. 4.

Ackerknecht, geprägt durch die Ereignisse im Dritten Reich, sieht in Virchow, dem Politiker, einen Gescheiterten, der nicht durch eigenes Fehlverhalten, „sondern dadurch, daß er an eine Klasse und eine Nation gekettet war, die in unlösliche Widersprüche verwickelt und durch Traditionen von Unterordnung gelähmt waren"[67] sein Ziel verfehlte.

Virchow selbst schätzte den Wert der Kritik an Missständen jedoch hoch, auch wenn sie nicht direkt zu deren Beseitigung führte. Der Kampf gegen die reine Autorität kennzeichnet seine Bestrebungen sowohl im naturwissenschaftlichen als auch im politischen Bereich. Die alles überragenden Werte waren für Virchow die Freiheit und die Freiheit der Wissenschaft.

„Und wenn selbst die Form jeder Forschung, die Art jeder Analyse sich mehr und mehr dem anschließt, was die Naturforschung zuerst getan hat, so darf ich doch wohl ganz zuversichtlich sagen, unsere Form zu denken, das Denken ohne Autorität, dieses Denken ist es, welches hoffentlich unter der immer weiteren Kräftigung der Naturwissenschaft die Grundlage der Gestaltung des ganzen deutschen Lebens werden soll. Unsere Befreiung in dem materiellen Denken wird hoffentlich auch unsere Befreiung sein in dem geistigen."[68]

Diesem Sachverhalt ist letztlich möglicherweise seine scheinbar grenzenlose Motivation zuzuschreiben. Virchows Verantwortungs- und Rechtgefühl als Staatsbürger waren feststehend. Es gelang ihm, den Kollegen im politischen Betrieb seine rechtstaatlichen Ansichten anhand aktueller politischer Streitpunkte auf eloquente Weise darzulegen. Die Realisierung seiner freiheitlichen Staatsvorstellungen blieb dem Politiker Rudolf Virchow in weiten Teilen aufgrund der herrschenden Zustände verwehrt. Dennoch erreichte er durch seine kritischen öffentlichen Stellungnahmen, dass politische Auseinandersetzungen stattfanden und bestimmte Vorgänge im Parlament in Zweifel gezogen wurden.

---

[67] Ackerknecht, S. 160.
[68] Virchow, Rudolf: Über die nationale Entwicklung und Bedeutung der Naturwissenschaften. Rede auf der Naturforscher-Versammlung in Hannover 1865, in: Rudolf Virchow und die Deutsche Naturforscherversammlungen, hrsg. v. K. Sudhoff, Leipzig 1922, S. 49.

2. Wissenschaftliche Karriere

2.1. Stationen in Virchows akademischer Laufbahn

Schon am Vorabend der Revolution hatte Virchow einen steilen beruflichen Aufstieg hinter sich. 1847 war er habilitiert worden, wobei er viele Größen aus Militärmedizin und Kultusministerium zu seinen Förderern zählen konnte. Sein politischer Einsatz in der Folgezeit brachte erwartungsgemäß einige Unruhe in diese personellen Netzwerke. Nach dem Scheitern der Revolution fanden sich seine ehemaligen Gönner in einer schwierigen Situation. Auf der einen Seite wollten sie den aufstrebenden Wissenschaftler nicht dauerhaft für die preußische Universitätslandschaft verlieren, auf der anderen Seite war Virchows politische Einstellung für die Fortsetzung einer konstruktiven und auch nach außen hin repräsentativen Zusammenarbeit bis auf weiteres untragbar geworden.[69]

Eine Lösung des Problems brachte die Anfrage der Würzburger medizinischen Fakultät im Januar 1849. Man suchte einen Nachfolger für den Lehrstuhl für pathologische Anatomie, den der verstorbene Bernhard Mohr besetzt hatte. Andree untersucht in seiner Aufarbeitung der Ereignisse um Virchows Wechsel von Berlin nach Würzburg eingehend die Motivation der Würzburger medizinischen Fakultät, gerade den aufsässigen jungen Berliner Privatdozenten zu berufen.[70] Er zitiert dabei den Entwurf eines Schreibens an das Ministerium des Inneren, in dem der akademische Senat der Universität Würzburg die Wahl Virchows begründet. Darin wird deutlich, dass der akademische Senat die Furcht des bayrischen Kultusministeriums und des Königs Maximilian II. vor einer etwaigen unliebsamen politischen Betätigung Virchows beschwichtigen wollte.

„So schien uns denn dessen deutlich ausgesprochener Wunsch, sich von der politischen Arena zurückzuziehen vor der Hand genügen, ja der Freimuth, mit dem diese Erklärung gegeben wird, war uns ein Bürge mehr für deren Aufrichtigkeit [...]. Uebrigens hat D[r.] V[irchow] bei seinen politischen Ergüssen vorzugsweise den theoretisch-wissenschaftlichen Standpunkt festgehalten und mehr auf doktrinäre Weise gewisse Lieblings Ideen geltend zu machen gesucht, wobei er die gesetzlichen Schranken nicht überschritt, wie uns denn hinsichtlich seines sittlichen Charakters nur völlig befriedigende Zeugnisse zu Ohren gekomen sind.[71]

---

69 Vgl. Goschler, S. 152f.
70 Vgl. Andree, Christian: Virchows Weg von Berlin nach Würzburg. Eine heuristische Studie zu den Archivalien der Jahre 1848 bis 1856, Würzburg 2002, S. 39f.
71 Personalakte Würzburg; zitiert nach Andree, Würzburg, S. 41.

Stattdessen betont der Schreiber den *„höchst ehrenhaften persönlichen Charakter"* Virchows und dessen *„Liberalität und Hochherzigkeit der Gesinnung"*[72]. Die Bedenken des bayrischen Kultusministeriums gegenüber Virchow versuchte die Würzburger medizinische Fakultät zudem durch den Verweis auf die herausragenden akademischen Fähigkeiten und das Potential des favorisierten Kandidaten auszuräumen. Virchows Promotoren waren der damalige Dekan der medizinischen Fakultät, Franz von Rinecker, sowie seine Kollegen Rudolf Kölliker und Wilhelm von Wittich, die zwischen Virchow und dem Kultusministerium vermittelten. Dabei ging niemand davon aus, dass Virchow seine politischen Einstellungen zur Disposition zu stellen gedachte. Man wünschte lediglich die Zurückhaltung in der Öffentlichkeit in politischen Belangen.[73]

Virchow verfolgte nach den sowohl persönlichen als auch allgemeinen politischen Niederlagen 1848/49 ohnehin das Ziel, sich intensiver der wissenschaftlichen Tätigkeit zu widmen. So ging es in der Folgezeit vor allem um die Festlegung einer förmlichen Erklärung, in der Virchow seine beabsichtigte politische Abstinenz schriftlich fixieren sollte. Die Vertreter der medizinischen Fakultät in Würzburg, denen die Forderung einer schriftlichen Verpflichtungserklärung gegenüber Virchow unangenehm war, versuchten zu Beginn, eine diesbezügliche Aufforderung gegenüber dem Kollegen in spe zu vermeiden. Um das Kultusministerium zufrieden zu stellen, zitierten sie wortgetreu aus einem Privatbrief Virchows:

„In Beziehung auf meine politische Tätigkeit kann ich Sie versichern, daß ich dieselbe meiner wissenschaftlichen im Allgemeinen nachstelle. Es gibt Zeiten, wo es für jeden ehrlichen Mann gilt, seine politische Meinung offen zu vertreten und in einem solchen Falle kann ich natürlich nie zu einer feigen Rolle mich verdammen. So lagen die Verhältnisse bei uns im vorigen Jahr. Wenn ich zu Ihnen in mir durchaus fremde Verhältnisse komme, so werde ich mich gewiß nicht in eine Stellung hineindrängen, welche meiner unmittelbaren Tätigkeit nur Hindernisse bereiten kann. Sie dürfen daher von mir erwarten, daß ich mit dem Wunsche, den politischen Vorgängen fernzubleiben, zu Ihnen gehe."[74]

Das Kultusministerium sah darin keineswegs eine hinreichende Absicherung gegen die gefürchteten radikalen Tendenzen Virchows und wiederholte die zuvor gestellten Forderungen. Am 16. Juli 1849 hielt das Ministerium Virchow dazu an, die in

---

[72] Personalakte Würzburg; zitiert nach Andree, Würzburg, S. 41.

[73] Vgl. Goschler, S. 154f.

[74] Archiv des Rektorats und Senats der Universität Würzburg (AdRuS) 871, Brief an Franz von Kiwisch. Zitiert in einem Bericht des Würzburger Akademischen Senats an das bayrische Kultusministerium vom 23.6.1849; zitiert nach Ernst Kohl: Virchow in Würzburg, in: Würzburger medizinhistorische Forschungen, Bd. 6, hrsg. v. Gundolf Keil, Hannover 1976, S. 19.

dem Privatbrief gegebene Erklärung öffentlich zu verifizieren. Der barsche Wortlaut der Aufforderung und der Rundumschlag darin enthaltener Vorwürfe in Bezug auf Virchows vermeintliche Radikalität erregten dessen Zorn. Dennoch unterzeichnete er die erwünschte Zusicherung.[75]

Doch damit war der Konflikt noch immer nicht beigelegt: Ein weiteres Mal löste eine politische Stellungnahme Virchows im dritten Band seines *Archivs* großes Unbehagen bei seinen Würzburger Fürsprechern aus. In dem Aufsatz *Kritisches über den oberschlesischen Typhus* (Mai 1849) wendet sich Virchow an die Kritiker seines im Sommer 1848 erschienenen Berichtes über die oberschlesische Typhusepidemie. Hierbei macht Virchow deutlich, dass er an seinen alten Überzeugungen festhält, auch wenn er nun mehr davon ausgeht, dass die Verwirklichung demokratischer und humanistischer Grundsätze noch länger auf sich warten lassen werde.

„Die Fragen des Humanismus sind aufgeworfen; sie werden sich vollenden und sie werden siegen. Meine Forderungen sind nicht im Uebermuth momentaner Berauschung gestellt; sie sind der Ausdruck einer Ueberzeugung, welche noch jetzt eben so fest steht, wie jemals und welche keine Contrerevolution erschüttern wird."[76]

Trotz des darauf folgenden Aufruhrs unter den bayrischen Kritikern konnte Virchow letztendlich am 13. Dezember 1849 die Ernennungsurkunde durch den Senat in Empfang nehmen. Damit wurde er ordentlicher Professor für pathologische Anatomie an der Universität Würzburg.

Goschler weist in diesem Zusammenhang auf die strukturellen Ähnlichkeiten der Konflikte, die Virchow mit dem universitären Establishment in Berlin und Würzburg austrug, hin. In beiden Fällen war die unlieb- und unbeugsame politische Haltung Virchows den Verantwortlichen ein Dorn im Auge, aber ebenso erkannten sowohl die einen als auch die anderen die große Bedeutung der wissenschaftlichen Tätigkeit des Berliner Gelehrten. Vor dem Hintergrund des zunehmenden akademischen Konkurrenzkampfes der deutschen Einzelstaaten und einem gesteigerten Bewusstsein für die Tragweite eines florierenden Universitätsbetriebes praktizierten sowohl die preußische wie auch die bayrische Kultusbürokratie letztlich die Trennung von Wissenschaft und Politik, wobei sie sich dem Druck der konservativen Öffentlichkeit widersetzen mussten.[77]

---

[75] Vgl. Kohl, Ernst: Virchow in Würzburg, in: Würzburger medizinhistorische Forschungen, Bd. 6, hrsg. v. Gundolf Keil, Hannover 1976, S. 14f.

[76] Virchow, Rudolf: Kritisches über den oberschlesischen Typhus, in: VA, Bd. 3, 1./2. Heft, 1851, S. 195.

[77] Vgl. Goschler, S. 155f.

Im Wintersemester 1849 begann Virchow mit seiner Forschungs- und Lehrtätigkeit in Würzburg. Entgegen aller Befürchtungen verhielt er sich in den folgenden sieben Jahren seines Aufenthaltes politisch unauffällig und durchlebte nach allgemein herrschender Auffassung eine der wissenschaftlich produktivsten Schaffensphasen seines Lebens. Vor allem die ausgezeichneten Arbeitsbedingungen in Würzburg samt eigenem pathologischem Institut schafften ein positives Arbeitsklima, was Virchows Ablehnung eines zweimalig erfolgten Rufes nach Zürich begründet.[78]

Für zahlreiche Wissenschaftler bedeutete Zürich nach der Revolution ein Zufluchtsort, an dem sie der politischen Diskriminierung entkommen und gleichzeitig von der dort ins Leben gerufenen liberal-demokratischen Bildungspolitik profitieren konnten. Virchow beschreibt seine eigene Position diesbezüglich in einem Brief an den Vater am 2. Dezember 1852:

„Trotz der sehr günstigen Bedingungen habe ich abgelehnt, da ich das Bedürfniss habe, mit den Arbeiten, die ich einmal so lange verfolge, zu einem gewissen Abschlusse zu kommen […]. Ich denke, es muss doch eine Zeit geben, wo man sich in seiner Thätigkeit auf Ziele beschränkt, die eine sichere Aussicht auf Erfolg darbieten."[79]

Anfang 1856 erfuhr Virchow durch seinen Verleger Georg Reimer, dass ihn die Berliner medizinische Fakultät zurückberufen wollte. Virchow war sich bewusst, dass dieses Vorhaben an der notwendigen Zustimmung des Kultusministeriums scheitern konnte. Die Aussicht auf eine erneute Tätigkeit in Berlin bedeutete für den Wissenschaftler eine einmalige Zukunftsperspektive. Folglich ließ er nichts unversucht, über Beziehungen – wie beispielsweise über seinen Schwiegervater Carl Mayer und die Kontakte zur preußischen Militärmedizin – seine Chancen auf eine Zustimmung des Kultusministeriums zu erhöhen.[80]

Es kann nicht klar nachvollzogen werden, inwieweit Virchow mit seiner Agitation die Entscheidung des Ministeriums beeinflussen konnte. Auf jeden Fall kam Virchow die Tatsache zugute, dass er sich in Würzburg ausschließlich der Wissenschaft gewidmet und sein politisches Engagement zurückgestellt hatte. Als untrüglichen Beweis der veränderten Schwerpunktsetzung bei Virchow nennt Raumer gegenüber dem Ministerium die Auszeichnung desselben mit dem Ritterkreuz

---

[78] Vgl. Goschler, S. 157.
[79] Briefe, Rabl, 2.12.1852, S. 203.
[80] Vgl. Goschler, S. 156ff.

I. Klasse des Verdienstordens vom Heiligen Michael durch den bayrischen König.[81]

Ausschlaggebend für den positiven Bescheid waren mit hoher Wahrscheinlichkeit Virchows wissenschaftliche Qualifikation und sein Renommee. Raumer hob in seiner Empfehlung an den preußischen König die große Bedeutung der pathologischen Anatomie in der naturwissenschaftlich ausgerichteten Medizin im letzten Jahrzehnt hervor. Außerdem betonte er ihre Rolle als Anziehungspunkt für Studenten, was auch nach der Zäsur von 1848/49 einen äußerst bedeutsamen Gesichtpunkt in der preußischen Wissenschaftspolitik darstellte. Die Konkurrenz der Universitäten der deutschen Einzelstaaten in ihrem Werben um Studenten spielte zweifelsohne eine große Rolle für Virchows universitäre Laufbahn. Die Hoffnung auf einen größeren Zulauf der Berliner Universität durch die Berufung des bekannten Pathologen sollte sich in der Zukunft erfüllen.[82]

2.2. Etablierung der pathologischen Anatomie als naturwissenschaftliche Disziplin

In der zweiten Hälfte des 19. Jahrhunderts wurden zahlreiche Bemühungen unternommen, Lehrstühle für noch nicht vollständig etablierte Fachbereiche zu schaffen. Virchow setzte sich hierbei maßgeblich für die Anerkennung der pathologischen Anatomie als Naturwissenschaft und zentrale medizinische Teildisziplin ein, wobei er sich mit seinem Anliegen an die zuständigen Verwaltungsorgane, die Fachwelt sowie auch an die Öffentlichkeit wandte.

Seit etwa 1800 gehörte die pathologische Anatomie zum Tätigkeitsbereich des Anatomen, was mit der Gründung von Prosekturen an großen Krankenhäusern einherging. 1844 bekam Carl von Rokitansky das erste Ordinariat für pathologische Anatomie an einer deutschsprachigen Universität. Er hatte einen entscheidenden Einfluss darauf, dass die pathologische Anatomie sich in den dreißiger und vierziger Jahren des 19. Jahrhunderts zur Grundlage der klinischen Diagnostik und Nosologie, der systematischen Beschreibung der Krankheiten, entwickelte.[83]

Schon Ende 1846 stellte Virchow ein Programm zur Gestaltung der pathologischen Anatomie in Deutschland vor, worin er die Verbindung der pathologischen

---

[81] Vgl. Goschler, S. 157.
[82] Vgl. Ders., S. 159.
[83] Vgl. Ders., S. 161.

Anatomie und Physiologie mit der Therapie als unabdingbare Voraussetzung für einen effektiven medizinischen Unterricht bezeichnet.[84]

„Es scheint mir daher ebenso richtig, als zeitgemäss zu sein [...], eine Wissenschaft zu begründen, die, gleich der universellen Anatomie und Physiologie, als pathologische Anatomie und Physiologie an die Stelle der allgemeinen Pathologie trete, so dass jene, die universelle Wissenschaft von dem Bau und den Verrichtungen des gesammten Körpers, die breitere, diese, die pathologische Anatomie und Physiologie, die schmalere, umschriebene Basis der medicinischen Wissenschaft bilde. [...] der Lernende, welcher die universelle und die pathologische Anatomie und Physiologie durchgemacht hat, müsste über diese Gegenstände im Klaren sein, seine medicinische Vorbildung wäre beendet, er könnte nun die Anleitung zur Praxis, zur Anwendung, erhalten."[85]

Diesen Bericht an das Kultusministerium veröffentlichte Virchow 1900 in seinem *Archiv*, wobei er die damals geäußerte Auffassung durch den zum Zeitpunkt der Jahrhundertwende erreichten Stellenwert der pathologischen Anatomie bestätigt sah.[86]

Im Vormärz waren die Voraussetzungen zur Verwirklichung des vorgetragenen Programms noch nicht vorhanden und auch die darauf folgenden Auseinandersetzungen Virchows mit dem Kultusministerium trugen ihren Anteil an einer weiteren Verzögerung seines Vorstoßes. Einen entscheidenden Impuls erhielt das Unternehmen durch die 1855 erstmals in den Grundzügen formulierte *Zellularpathologie*, die dem Anspruch, die pathologische Anatomie zur Basis der medizinischen Forschung und Lehre zu machen, ein starkes Fundament verlieh. Virchow begründet in seinem Aufsatz über die *Zellularpathologie* von 1855 einen neuen Krankheitsbegriff, indem er die normale beziehungsweise gestörte Zellfunktion als ursächlich für Gesundheit und Krankheit des Organismus darstellt.[87]

Virchow nutzte zudem seine einflussreiche Position in Berlin, um der pathologischen Anatomie in der Prüfungsordnung den gewünschten Stellenwert zukommen zu lassen. Im Jahr 1861 wurde das 1825 eingeführte *Tentamen philosophicum* durch ein *Tentamen physicum* ersetzt, in dem statt Logik, Psychologie, Physik, Chemie, Botanik, Zoologie und Mineralogie nunmehr Anatomie, Physiologie, Chemie, Physik und die beschreibenden Naturwissenschaften geprüft wurden.

---

[84] Vgl. Schipperges, Heinrich: Modelle einer Pathologischen Physiologie im 19. Jahrhundert, in: Modelle der Pathologischen Physiologie, hrsg. v. W. Doerr u. H. Schipperges, Berlin u.a. 1987, S. 26f.

[85] Virchow, Rudolf: Ein alter Bericht über die Gestaltung der pathologischen Anatomie in Deutschland, wie sie ist und wie sie werden muss (1846), in: VA, Bd. 159, 1. Heft, 1900, S. 32f.

[86] Vgl. Ders., S. 24.

[87] Vgl. dazu Kapitel III.3.

Diese Neukonzeption hin zu einem stärker naturwissenschaftlich ausgerichteten Medizinstudium kam vor allem durch die Bemühungen Rudolf Virchows mit Emil du Bois-Reymond und Bernhard Langenbeck zustande.[88]

Dieses offensive Vorgehen bei der disziplinären Absicherung der pathologischen Anatomie mit Hilfe der Prüfungsordnung erweiterte Virchow durch andere, eher defensive Taktiken. Eine davon war der Versuch, die Etablierung neuer Disziplinen, die seiner Ansicht nach innerhalb bestehender Fachgebiete gut aufgehoben waren, zu unterbinden. Er war beispielsweise gegen die Institutionalisierung der Medizingeschichte wie auch gegen die der Bakteriologie, die sich seit den 1880er Jahren in einem steilen Aufstieg befand.

Gerade die Opposition gegen die Etablierung der Medizingeschichte mag auf den ersten Blick angesichts der eigenen Betätigung Virchows auf diesem Gebiet verwundern. Virchow untersucht in mehreren seiner historischen Schriften die Ursprünge und Hauptstadien der modernen medizinischen Wissenschaft, besonders der Pathologie. Seine Bedeutung als Medizinhistoriker geht weit über den Wert einzelner Untersuchungen hinaus, da er einige wichtige grundlegende Konzeptionen auf der Basis systematischer Forschungen aufstellte. Sein besonders Interesse galt der Erforschung der Geschichte der Krankenhäuser und Leprosorien.[89]

Im Jahr 1856 entstand das Pathologische Institut in Berlin, das in seinem Aufbau stark an Virchows Institut in Würzburg orientiert war. Im April 1871 beantragte Virchow die Erweiterung und Sanierung der bereits baufällig gewordenen Einrichtung. Ausschlaggebend für die Durchsetzung von Virchows Vorhaben in jener Zeit war zum einen die Aussicht auf eine Erhöhung der Studierendenzahl wie auch vor allem der Verweis Virchows auf die internationale Konkurrenz, allen voran Frankreich. Virchow gehörte damit zu der Gruppe Forscher, die besonders nach der Reichsgründung auf die Bedeutung der Naturwissenschaft sowohl für die Verbesserung der innerdeutschen Situation sowie der internationalen Stellung Deutschlands hinwiesen.

Im Gegensatz zu 1856 erfolgten in Bezug auf die geforderten Renovierungsmaßnahmen keine Einwände von Seiten des preußischen Finanzministeriums, was in Zusammenhang mit den französischen Reparationszahlungen und der damit einhergehenden Finanzlage gebracht werden kann. Insgesamt lässt sich zwischen den späten 1860er Jahren und 1880 eine Entwicklung zu vermehrter staatlicher Investition in Wissenschaft anhand etlicher Institutsneugründungen feststellen.[90]

---

[88] Vgl. Goschler, S. 163.
[89] Vgl. Ackerknecht, S. 125f.
[90] Vgl. Goschler, S. 166f.

Auf diesen Trend reagierte Virchow in nicht ganz eindeutiger Weise. In Fällen, in denen er durch eine Institutsgründung die Chance eines deutschen Vormarschs in der internationalen Wissenschaft erkannte, sprach er sich für die Einrichtung aus. Er begrüßte dementsprechend die Gründung der Physikalisch-Technischen Reichsanstalt, da er hoffte, dass dadurch die weltweite Durchsetzung technischer Normen unter der Führung Deutschlands erreicht werden könne. Die Physikalisch-Technische Reichsanstalt wurde 1887 auf die Initiative von Karl-Heinrich Schellbach, Hermann von Helmholtz und Werner Siemens in Berlin gegründet. Ihr primäres Ziel war die Vereinheitlichung der Maß- und Gewichtserfassung in Deutschland.

Virchow sagt dazu am 8.1.1887 vor dem Deutschen Reichstag:

„Der Gedanke, daß die neue Reichsanstalt, wenn sie ins Leben tritt, in irgend einer Form hinderlich oder nachtheilig auf die Entwicklung der Landesanstalten einwirken könne, [...] dieser Gedanke scheint mir in der That mehr in einer allgemeinen Besorgniß als in einer wohlüberlegten Betrachtung der Verhältnisse zu beruhen. [...] Es geschieht hier ein neuer Schritt auf derselben Bahn, die schon früher betreten ist: auf einer Bahn, die dahin führen soll, gewisse große Aufgaben, die in Wirklichkeit nicht mehr Aufgaben eines einzelnen deutschen Bundesstaates sind, zusammenzufassen und dem Reiche zu unterstellen."[91]

Kritisch äußerte sich Virchow hingegen zu dem 1891 eingerichteten Institut für Infektionskrankheiten von Robert Koch. Der Pathologe war sich bewusst, dass er es hierbei mit ernst zu nehmender Konkurrenz für sein eigenes Institut zu tun hatte. Er verurteilte die außergewöhnlich hohen monetären Zuwendungen, die das Institut erhielt.

„Aber im Uebrigen, muß ich sagen, sind die Verhältnisse, welche große Abtheilungen unserer Universität darbieten, für die Medizin bejammerswerthe. Es ist das umso mehr auffällig, als seit dem Vorgänger des jetzigen Herrn Ministers das neue Institut für Infektionskrankheiten erbaut worden ist, welches über eine Fülle von Mitteln verfügt, welches riesige Summen für wissenschaftliche Zwecke und andere Aufgaben verwenden kann. Dem gegenüber ist alles andere materiell vollkommen in den Hintergrund getreten, – ich sage nicht, daß es wissenschaftlich in den Hintergrund getreten ist, aber materiell sehr. Und wenn wir die Gehälter der angestellten Personen des Instituts für Infektionskrankheiten mit denen der angestellten Personen der nächst anstoßenden Chariteeanstalten vergleichen, so ergiebt sich sofort ein Unterschied, wie zwischen einem Krösus und einem ganz gewöhnlichen Bürgersmann: hier ist die bessernde Hand anzusetzen."[92]

---

[91] Sten. Berichte. Deutscher Reichstag, Sitzung vom 8.1.1887, S. 303f.
[92] Sten. Berichte. Haus der Abgeordneten, Bd. 2, Sitzung vom 7.3.1894, S. 954.

Bei den immer wieder aufkommenden Streitigkeiten um die Zuweisung von Forschungsobjekten für die Pathologie, wie beispielsweise die Überweisung von Kranken zu Untersuchungszwecken und die Zustellung von Leichen und Tieren, drehte es sich letztlich um die grundlegende Frage, welchen Stellenwert die Wissenschaft in der Gesellschaft zukünftig einnehmen würde und welche Zugeständnisse und Befugnisse ihr dem entsprechend übertragen werden sollten. Was dabei zutage trat, war die Suche nach „dem Verhältnis von Wissenschaft und Öffentlichkeit"[93], das bis in die heutige Zeit unaufhörlich neu definiert werden muss.

Obwohl Virchow selbst mit den räumlichen und ausstattungsbezogenen Gegebenheiten des Berliner Pathologischen Instituts nie zufrieden gewesen ist, muss ihm das Verdienst zugeschrieben werden, ein eigenes pathologisches Universitätsinstitut geschaffen zu haben, in dem die ärztliche Tätigkeit anhand praktischer Übung verbunden mit theoretischer Kenntnisvermittlung über die Krankheit gelehrt wurde.[94]

2.3. Die Theorie des Materialismus und die Zellularpathologie

Nach 1850 bekamen die bisher vorherrschenden naturphilosophischen und vitalistischen Betrachtungsweisen – die Vorstellung einer allen körperlichen Vorgängen zugrunde liegenden Lebenskraft (*vis vitalis*) – ernstzunehmende Konkurrenz durch den naturwissenschaftlichen Materialismus. In den sich daraus ergebenden Auseinandersetzungen bezog Virchow sowohl vitalistische als auch materialistische beziehungsweise – wie er selbst sagte – „mechanische" oder im heutigen Sinn mechanistische Standpunkte. Der Grundgedanke des materialistischen Ansatzes bezieht sich auf die Rückführbarkeit aller Körperfunktionen auf chemische und physikalische Einflüsse. Demnach ist beispielsweise der Denkvorgang ohne die Morphologie des Gehirns als materielle Grundlage und Ort physikalischer und chemischer Veränderung undurchführbar. Den Verfechtern dieser Theorie, zu deren Hauptvertretern Jakob Moleschott, Carl Vogt und besonders Ludwig Büchner zählten, war daran gelegen, „dem Spiritualismus und Vitalismus den Boden zu entziehen und den sogenannten Leib-Seele-Dualismus auf eine rein materielle und somit materialistische Grundlage zu stellen"[95].

---

[93] Goschler, S. 178.
[94] Vgl. Posner, S. 48f.
[95] Vasold, S. 158.

Sowohl in seinem umstrittenen Buch als auch in seinen Äußerungen bezog sich Ludwig Büchner des Öfteren auf Veröffentlichungen Virchows, die die eigenen materialistischen Vorstellungen untermauerten, wie zum Beispiel die Aussage Virchows: *„Leben ist nur eine besondere Art von Mechanik, und zwar die allerkomplizierteste Form derselben"*[96]. In Virchows *Archiv* erschien 1854 ein Beitrag von Büchner über *Das therapeutische Experiment*, was den zeitweilig lebhaften gedanklichen Austausch der beiden Wissenschaftler bezeugt.

Die Grundlage geistiger Erkenntnis lag, nach Virchow, in der sinnlichen Wahrnehmung. In einer Rede von 1845 bringt Virchow seine antivitalistische Position zum Ausdruck:

„Der Naturforscher kennt aber nur das, was der naturwissenschaftlichen (sinnlichen) Forschung zugänglich ist; wie sollte er den großen Unbekannten beschreiben, von dem er keine Eigenschaften wahrnimmt, oder wie sollte er ihn läugnen, da er seine Nichtexistenz nicht zu beweisen vermag? [...] Der Naturforscher kennt nur Körper und Eigenschaften von Körpern; was darüber ist, nennt er transcendent und die Transcendenz betrachtet er als eine Verirrung des menschlichen Geistes."[97]

Dennoch kann man Virchow keineswegs als einen Vorkämpfer des Materialismus in seiner naturwissenschaftlichen Bedeutung bezeichnen, auch wenn Leute wie Büchner und Vogt dies für ihre Zwecke gerne so darstellten.[98] Virchows Position, von der aus er argumentierte, lässt sich vielmehr zwischen den beiden genannten Denkrichtungen ansiedeln, wobei sie dem Materialismus deutlich näher stand als dem Vitalismus. Einen Beleg dafür findet man unter anderem in folgendem Auszug aus den *Einheitsbestrebungen in der wissenschaftlichen Medicin* (1862):

„Alle Transcendenz beruht in einem Mangel an empirischem Wissen. Dieser Mangel kann in einer rein persönlichen Unwissenheit über Dinge bestehen, deren Erkenntniss der jeweilige Zustand der Wissenschaft möglich machen würde, oder er kann Gegenstände betreffen, über welche die wissenschaftliche Erfahrung auch der gegenwärtigen Zeit noch keinen Aufschluss zu ertheilen vermag. Nur im letzteren Falle verlohnt es sich, die Berechtigung und Zulässigkeit transcendenter Bestrebungen zu untersuchen."[99]

---

[96] Virchow, Rudolf: Über den Faserstoff, in: Gesammelte Abhandlungen zur wissenschaftlichen Medicin, hrsg. v. R. Virchow, Hamm ²1862, S. 67.

[97] Virchow, Rudolf: Die naturwissenschaftliche Methode und die Standpunkte in der Therapie, in: VA, Bd. 2, 1./2. Heft, 1849, S. 9.

[98] Vgl. Ackerknecht, S. 40ff.

[99] Virchow, Rudolf: Die Einheitsbestrebungen in der wissenschaftlichen Medicin, in: Gesammelte Abhandlungen zur wissenschaftlichen Medicin, hrsg. v. R. Virchow, Hamm ²1862, S. 12.

Virchows Skepsis gegenüber dem Materialismus bezog sich auf den Materialismus als System, denn er lehnte theoretische Systeme aufgrund ihres dogmatischen Charakters ab.[100] Diese Ablehnung schloss die Romantiker beziehungsweise Vitalisten in der Medizin ebenso ein wie die Rationalisten, die in der Logik und nicht in der Beobachtung die Grundlage von Wissenschaft sahen. Virchow wandte sich aber auch gegen den dogmatischen Empirismus, bei dem ausschließlich die Beobachtung, nicht aber die Bemühung um daraus resultierende Schlussfolgerungen im Mittelpunkt stand.[101]

Virchows philosophische Ausrichtung besaß dennoch eine deutlich erkennbare materialistische Basis, was sich in seinen programmatischen Aufsätzen, in denen er den Seele-Leib-Dualismus, den Gegensatz zwischen Geist und Materie beziehungsweise Glaube und Wissen, behandelt, erkennen lässt.

„Jede religiöse Entwicklung hat zunächst das Bestreben, dem ästhetischen Bedürfnisse durch die Aufstellung gewisser Symbole zu genügen und dem Mangel der sinnlichen Erkenntniss dadurch abzuhelfen, dass sie die Ahnungen der sinnlichen Transscendenz durch mystische Bilder ausdrückt. Diese Bilder, welche ursprünglich in rein dichterischer Form auftreten, nehmen im Laufe der Tradition immer mehr körperlichen Charakter an, und indem sie als wirkliche Gestalten Inhalt der Dogmen werden, setzen sie sich in immer grösseren Widerspruch gegen die fortschreitende empirische Naturerkenntnis."[102]

In den frühen Schriften zeigte sich Virchow zurückhaltend, den zu dem Zeitpunkt noch vorherrschenden Vitalismus vollkommen aufzugeben und sich ausdrücklich zum Materialismus zu bekennen. Ackerknecht erkennt in der sprachlichen Ausgestaltung der Zellularpathologie gar einen Rückfall Virchows „in die veralteten Formeln des Romantizismus"[103], einen Wechsel vom Mechanismus zum Neovitalismus. Wie auch sein Lehrer Johannes Müller verwendete Virchow den Begriff der Lebenskraft in seinen Aufsätzen, obgleich er darunter, wie Müller, einen Vorgang verstand, der auf physikalische und chemische Zusammenhänge zurückzuführen sei.[104]

Eine vermittelnde Position nahm Virchow auch in der Frage des Determinismus und der Verantwortlichkeit des einzelnen Menschen ein. Hierbei greift er einen

---

[100]   Vgl. Virchow, S. 17f.
[101]   Vgl. Vasold, S. 163f.
[102]   Virchow, Rudolf: Die Einheitsbestrebungen in der wissenschaftlichen Medizin, in: Gesammelte Abhandlungen zur wissenschaftlichen Medizin, hrsg. v. R. Virchow, Hamm ²1862, S. 18.
[103]   Ackerknecht, S. 41.
[104]   Vgl. Vasold, S. 163.

weit verbreiteten Vorwurf gegen die Naturforscher auf und bestätigt dessen Berechtigung, ohne das materialistische Prinzip per se in Frage zu stellen:

„Es ist der Vorwurf, dass die Naturwissenschaft, indem sie das Denken als einen an das Gehirn gebundenen Vorgang auffasst und die Spontaneität des Willens zurückweist, damit zugleich die Zurechnungsfähigkeit und Verantwortlichkeit der Einzelnen aufhebt. Dieser Vorwurf mag begründet sein, insofern er sich auf einzelne Beispiele bezieht. [...] Kein Naturforscher, er mag eine noch so materialistische Richtung haben, wird es in Abrede stellen, dass der Mensch denkt, dass dieses sein Denken nach bestimmten Gesetzen vor sich geht und dass der denkende Mensch sich selbst bestimmen, seine Handlungen reguliren kann.“[105]

Virchows Ablehnung gegenüber starren Systemen wird auch im Vorwort seines *Handbuchs der speciellen Pathologie und Therapie*, das er während seiner produktiven Zeit in Würzburg herausgab, deutlich. In der sechsbändigen Neuauflage, von der er einen großen Teil selbst verfasst hat, betont er, dass es nicht seine Absicht sei, ein weiteres System in die Medizin einzuführen. Er hoffe auf eine Zukunft, in der weder die Humoral- noch die Solidarpathologen das ärztliche Tätigkeitsfeld beherrschten und die Zeit exklusiver Systeme in der Pathologie ihrem Ende entgegen gehe.[106]

In den sieben Würzburger Jahren erforschte Virchow unter anderem die unterschiedlichen Formen der Tuberkulose, die Sekretion von Drüsen und die zugrunde liegenden Einflüsse sowie Erkrankungen durch Schimmelpilze. Zudem war er Mitherausgeber der Cannstattschen *Jahresberichte über die Leistungen und Fortschritte der Gesamten Medizin*. Von herausragender Bedeutung für den weiteren Fortgang des medizinischen und biologischen Erkenntnisgewinnungsprozess waren jedoch zweifelsohne Virchows Thesen über die Zelle.[107]

Anhand von Vorlesungsskripten aus der Würzburger Zeit sowie anderen Veröffentlichungen von Teilvorstellungen kann man die Entstehung von Virchows Zellularpathologie nachvollziehen. Die Verwendung des Begriffs findet man erstmals in dem Aufsatz *Die Cellular-Pathologie*, den Virchow 1855 in seinem *Archiv* publizierte. Im Gegensatz zu der darauf aufbauenden Monographie *Die Cellularpathologie in ihrer Begründung auf physiologische und pathologische Gewebelehre*

[105] Virchow, Rudolf: Die Einheitsbestrebungen in der wissenschaftlichen Medicin, in: Gesammelte Abhandlungen zur wissenschaftlichen Medicin, hrsg. v. R. Virchow, Hamm ²1862, S. 19.

[106] Vgl. Virchow, Rudolf: Allgemeine Formen der Störung und ihrer Ausgleichung, in: Handbuch der speciellen Pathologie und Therapie, Bd. 1, hrsg. v. R. Virchow, J. Vogel u. Stiebel, Erlangen 1854, S. 10.

[107] Vgl. Vasold, S. 166ff.

(1858) widmet er sich in seinem Aufsatz in viel stärkerem Maße dem Gegensatz zwischen Materialismus und Vitalismus. Auch in diesem Zusammenhang stellt Virchow seine Nähe zu materialistischen Vorstellungen unter Beweis, indem er schreibt:

„Was das Individuum im Großen, das und fast noch mehr als das ist die Zelle im Kleinen. Sie ist der Heerd, an den die Action der mechanischen Substanz gebunden ist und innerhalb dessen allein sie jene Wirkungsfähigkeit zu bewahren vermag, welche den Namen des Lebens rechtfertigt. Aber innerhalb dieses Heerdes ist es die mechanische Substanz, welche wirkt und zwar nach chemischen und physikalischen Gesetzen wirkt."[108]

Virchows Lehre von der Zelle lieferte die Grundlage für eine naturwissenschaftlich begründete Theorie der Medizin, obgleich Virchow, wie Ackerknecht schreibt, „im Gegensatz zum populären Mythos keineswegs der vorgängerlose Schöpfer der Zellular-Pathologie im allgemeinen ist"[109]. Vielmehr trug er die bisher geleisteten Forschungsarbeiten auf diesem Gebiet zusammen, vervollständigte und systematisierte sie. Das Ergebnis seiner Tätigkeit war so bahnbrechend, dass es in der Folgezeit zur festen Basis der Krankheitslehre wurde.

Im frühen 19. Jahrhundert waren den Naturforschern weit reichende Entdeckungen gelungen: Carl Ernst von Baer hatte bei seinen Untersuchungen über die Embryonalentwicklung des Huhnes die Eizelle entdeckt, womit er die Behauptung des englischen Gelehrten William Harvey, dass alles Leben dem Ei entstamme, bestätigte. Wenig später beschrieb der Engländer Robert Brown erstmals den Zellkern, dessen Bedeutung jedoch erst Matthias Jacob Schleiden aufdecken konnte. Dieser vertrat die Auffassung, dass die ganze Pflanze aus eigenständigen Zellen aufgebaut sei. Ein Jahr zuvor hatte der tschechische Physiologe Purkinje die Analogie zwischen Tier- und Pflanzenzelle festgestellt.[110]

Zwischen Schleiden und Theodor Schwann, der bereits durch seine Studien über die Vorgänge bei der Verdauung und Gärung Bekanntheit erlangt hatte, fand ein reger wissenschaftlicher Austausch statt, der die letztendliche Feststellung Schwanns, dass das Tierreich im Wesentlichen in seinem Aufbau den gleichen Grundprinzipien folge wie die Pflanzenwelt, erst ermöglichte. Von diesem Punkt aus lag die Erkenntnis von der Zelle als kleinsten funktionalen Baustein des Lebens in greifbarer Nähe. Dementsprechend zieht Vasold auch den Schluss, dass

---

[108] Virchow, Rudolf: Cellular-Pathologie, in: VA, Bd. 8, 1. Heft, 1855, S. 19.
[109] Ackerknecht, S. 61.
[110] Vgl. Vasold, S. 169.

Schwann und Schleiden die eigentlichen „Väter der Zelltheorie"[111] seien, die Virchow weiterführte und an deren Etablierung er maßgeblich beteiligt war.

Rudolf Virchow erkannte in der Zelle die kleinste, zur Vermehrung befähigte Einheit des Organismus. Entgegen den Auffassungen von Morgagni, der den Ort der Manifestation von Krankheit im Organ ansiedelte und des Pariser Pathologen Bichat, der diesen im Gewebe vermutete, sah Virchow in der Zelle das funktionale Strukturelement, das ausschlaggebend für Gesundheit und Krankheit sei. Die Entwicklung dieses Grundgedankens führte zur Entstehung einer modernen Zellenlehre, die besagt, dass alle Lebewesen aus Zellen und deren Produkten aufgebaut sind. Zellen können nur aus Zellen entstehen. Dabei stimmen alle Zellen im Wesentlichen in ihrem Aufbau überein und bilden den Ausgangspunkt für die Leistung des Organismus. Nach Virchow beginnt jede Störung der physiologischen Abläufe lokal. Die pathologische Erscheinung unterscheidet sich somit qualitativ nicht von der physiologischen. Sie erscheint lediglich zur falschen Zeit beziehungsweise am falschen Ort.[112] Wegen ihrer zentralen Bedeutung soll im folgenden Teil der Arbeit der Inhalt der Zellularpathologie über diese kurze Zusammenfassung hinaus ausführlich erläutert werden.

Virchow verfolgte mit der Formulierung der Zellularpathologie nicht das Ziel, das alte durch ein neues System zu ersetzen. Er erkannte in beiden Schulen, Solidar- wie auch Humoralpathologie, Defizite und Unvollständigkeit.[113] In einer Reihe von zwanzig Vorträgen, mit denen er im Jahr 1858 in Berlin seine Lehre darlegte, betont er ausdrücklich seinen Willen, das Alte zu konservieren und die neu gewonnenen Erkenntnisse hinzuzufügen, eine „Reform, und nicht die Revolution"[114] durchzuführen.

An vielen Stellen des Buches und auch an der Art der Durchführung seiner Vortragsreihe zur Zellularpathologie lässt sich deutlich die für Virchow stets bedeutsame Orientierung an der Praxis erkennen. So erläuterte er der Hörerschaft den zelltheoretischen Ansatz anhand anatomischer Demonstrationen und belegte eigene Darstellungen anhand praktischer Exempel aus seiner empirischen Forschung, beispielsweise über Gewebe und deren Gefäßversorgung, über Pyämie und Leukozytose, über Leukämie, Phlebitis und Thrombose. Von großer Bedeutung sind in diesem Zusammenhang auch Virchows Erkenntnisse über den Entzündungsprozess

---

[111]   Vasold, S. 169.

[112]   Vgl. Ackerknecht, S. 72ff..

[113]   Vgl. Wengler, Bernd: Das Menschenbild bei Alfred Adler, Wilhelm Griesinger und Rudolf Virchow. Ursprünge eines ganzheitlichen Paradigmas in der Medizin, Frankfurt/New York 1989, S. 39.

[114]   CP, S. 8.

sowie seine mikroskopischen und morphologischen Untersuchungen zur Tuberkulose und zum Krebs.[115]

Schon der Titel des Buches *Die Cellular-Pathologie in ihrer Begründung auf physiologische und pathologische Gewebelehre* bringt Virchows Verdienst, die Rückführung der Pathologie auf die Histologie, der Lehre von den Geweben, als einen Teil der Biologie, zum Ausdruck. Virchow schreibt dazu im ersten Kapitel:

> „Indem ich daher die Histologie, als die Lehre von der Zelle und den daraus hervorgehenden Geweben, in eine unauflösliche Verbindung mit der Physiologie und Pathologie setzte, forderte ich vor Allem die Anerkennung, dass die Zelle wirklich das letzte Form-Element aller lebendigen Erscheinung sowohl im Gesunden, als im Kranken sei, von welcher alle Thätigkeit des Lebens ausgehe."[116]

Es ist in erster Linie Virchow zu verdanken, dass die enge Beziehung zwischen der Pathologie und den neuen Erkenntnissen über die Zelle herausgearbeitet und einer breiten Öffentlichkeit ins Bewusstsein gebracht wurde. Er schaffte damit eine auf biologischen Zusammenhängen basierende Betrachtungsweise in der Medizin, die den bis zu dem Zeitpunkt sehr unkoordiniert ablaufenden, zersplitterten Forschungstätigkeiten ein gemeinsames Fundament verlieh.[117]

Da die Zelle Materie ist und laut Virchow allen Lebensvorgängen zugrunde liegt, lässt sich der materialistische Standpunkt bei Virchow deutlich erkennen, obgleich seine Rhetorik auch vitalistische Begrifflichkeiten enthielt. Virchow sah die Ursache aller Leistungen des Organismus in chemischen und physikalischen Prozessen. Er wandte sich lediglich gegen den empirisch nicht begründeten Materialismus, dessen Vertretern er vorwarf, *„ein ziemlich enges Schema physikalisch-chemischer Formeln an die Naturerscheinungen gelegt und darin einen Abschluss gefunden zu haben, der nicht minder dogmatisch ist, als der Dogmatismus, den sie so feurig bekämpfen."*[118] Die unkritische Anwendung eines einzelnen Systems zur Aufdeckung naturwissenschaftlicher Zusammenhänge galt Virchow als vorurteilsbehaftet und infolgedessen als unwissenschaftlich.

In den bisher erfolgten Ausführungen konnte gezeigt werden, dass der von Virchow geführte politische Kampf für die Anerkennung und die Rechte des untersten Standes im gesellschaftlichen Gefüge mit der Etablierung der Zelle als kleinstem Baustein einer aus gleichwertigen funktionalen Teilen zusammengesetz-

---

[115] Vgl. Vasold, S. 170f.
[116] CP, S. 4.
[117] Vgl. Vasold, S. 171f.
[118] Virchow, Rudolf: Alter und neuer Vitalismus, in: VA, Bd. 9, 1./2. Heft, 1856, S. 12.

ten demokratischen Einheit einherging. Inwieweit bedeutete die Zellularpathologie für Virchow in diesem Sinn mehr als die biologische Theorie, die sie aufstellt? In welcher Weise findet die Durchdringung politischer und biologischer Aussagen in der Zellularpathologie statt und welche Auswirkungen zeigte dieses Vorgehen? Diesen Fragen wird in den folgenden Kapiteln nachgegangen.

II. Rückblick: Politisch-organologische Metaphorik

1. Grundzüge der Analogiebildung zwischen Körper und Staat

1.1. Die Gesellschaft als Organismus

Der Vergleich der belebten Natur mit politisch-sozialen Strukturen ist seit dem Altertum gebräuchlich und wird auch in der Gegenwart noch häufig verwendet. Dabei haben sich die der Organismus-Metapher zugrunde liegenden Voraussetzungen über die Zeiten immer wieder gewandelt. Am Anfang des Prozesses steht die Auffassung von der Einheit aus Natur und Geschichte, die beide der Welt des Lebendigen zugeordnet wurden. Man differenzierte die beiden Lebensbereiche noch nicht weiterführend in anorganische Materie als Bestandteil und Erzeugnis der Natur beziehungsweise den menschlichen Geist als Prinzip von Geschichte. Da der Mensch als so genanntes Naturwesen galt, ging man davon aus, dass sowohl die Struktur als auch die Funktionsweise des menschlichen Organismus in den von diesem ins Leben gerufenen staatlichen Institutionen wieder gefunden werden könne: *„Sollte, was für den Menschen zutrifft, nicht auch für seine Werke, für Staaten, Künste und Kulturen gelten?"*[119]

Der Vergleich des menschlichen Organismus mit historischen Gegenständen erfüllt seit der Zeit Homers zwei Kernaufgaben: Zum einen diente er der theoretischen Darlegung komplexer gesellschaftlicher Entwicklungen, zum anderen besitzt er praktische Bedeutung als Handlungsanweisung für das Individuum in seinen gesellschaftlichen Zusammenhängen. Jede bisher da gewesene Form der Darstellung von Geschichte und Gesellschaften beinhaltet organische Metaphern. Das gilt für die politische Historie der Griechen und Römer, für die Kirchengeschichte, für die Staatstheorien der Aufklärung wie auch besonders für den Historismus.[120]

Gemäß der Definition des Körpers als einem aus unterschiedlichen Teilen zusammengesetzten Ganzen ist es von großer Wichtigkeit, die Beziehung zwischen Teil und Ganzem, zwischen Haupt und Körper, Seele und Körper und auch zwischen den einzelnen Gliedern untereinander im Zuge der Darstellung einzelner Staatstheorien eingehender zu betrachten. Da die immense Belegdichte eine vollständige Erfassung der metaphorischen Vergleiche unmöglich macht, soll in die-

---

[119] Demandt, Alexander: Metaphern für Geschichte. Sprachbilder und Gleichnisse im historisch-politischen Denken, München 1978, S. 114.

[120] Vgl. Ders., S. 114.

sem Kapitel lediglich ein allgemeiner Überblick über die mit dem Bild verknüpften staatstheoretischen Vorstellungen erfolgen.

In vielen umfassenden organologischen Modellen, von denen einige in Kapitel II.2. und II.3. näher erläutert werden, findet man oftmals nur in geringem Maße Aussagen zum Verhältnis zwischen Körper und Seele. Dabei liegt die Schwierigkeit, die Seele in das metaphorische Bild aufzunehmen, in ihrer Andersartigkeit gegenüber den eigentlichen Organen des Körpers. Die Seele besteht nicht aus Materie und besitzt keine bestimmte Lokalisation, und doch wurde ihr die Rolle des Initiators physiologischer Lebensäußerungen zugeschrieben. Diese besondere Stellung ermöglichte es aber auch, die Seele als zentralen Argumentationspunkt innerhalb politischer Theorienbildung zu verwenden. Die damit oftmals verknüpfte Forderung, der Körper habe sich der Seele unterzuordnen, wurde bereits in der Antike auf gesellschaftliche Zusammenschlüsse übertragen. Im natürlichen Aufbau des Körpers und der ihm innewohnenden Seele sah man die Legitimation für politische Herrschaftsbeziehungen. Aristoteles übertrug den Vergleich in diesem Sinne auf soziale Strukturen und schloss auf die natürliche Berechtigung politischer Herrschaft, ohne die vollständige Übertragbarkeit der Metapher in Frage zu stellen.[121]

Auch im Mittelalter galt die Seele als Herrscherin über die übrigen Teile des Körpers, wobei man die Nachbildung dieser Ordnung, die mit der Unantastbarkeit und allumfassenden Macht des Herrschers einhergeht, für den gesellschaftlichen Bereich als vorrangiges Ziel betrachtete. Thomas von Aquin beschreibt die Seele als Ebenbild Gottes, durch deren Wirken der Körper entstehe und in der Folge gelenkt werde. Diese Eigenschaften lassen sich ihm zufolge jedoch nur zum Teil auf das Herrscheramt übertragen: Nicht jeder Herrscher gründet mit seinem Amtsantritt das ihm unterstehende Reich, wohingegen die Aufgabe der Lenkung und Unterweisung des Volkes immer zentraler Aspekt der Regierungstätigkeit sei. Neben Thomas von Aquin legitimierten auch andere wie beispielsweise Aegidius Romanus mit dem Bild die Herrschaft einzelner Menschen über andere und verknüpften es mit der Forderung nach absolutem Gehorsam der Regierten. Die Anzahl der Autoren, die auf die Pflicht zur Fürsorge des Herrschers gegenüber den Untergebenen eingeht, ist demgegenüber weit geringer, obgleich es sich dabei um einen Deutungsaspekt der Metapher handelt, der in gleichem Maße plausibel ist.[122]

In Übereinstimmung mit der Seele als übergeordnetem Prinzip enthält das Bild auch einen ganz ähnlichen metaphorischen Deutungsbereich für die Stellung des

---

[121] Vgl. Peil, Dietmar: Untersuchungen zur Staats- und Herrschaftsmetaphorik in literarischen Zeugnissen von der Antike bis zur Gegenwart, München 1983, S. 363f.
[122] Vgl. Ders., S. 369f.

Hauptes. Dabei ist es möglich, das Haupt als Sitz der Seele zu betrachten und es als „metaphorisches Synonym"[123] für die Seele zu verwenden. Bezüglich der Erläuterung von Hierarchien kann der Verweis auf die Funktion des Hauptes daher ebenso wie die Seele eine natürliche Berechtigung monokratischer Herrschaft unterstreichen. Wie der Körper ohne Haupt ist auch ein funktionierender Staat ohne Herrschaft nicht vorstellbar, wobei ein mehrköpfiges Lebewesen entsprechend der Herrschaft Mehrerer als widernatürliches Schreckensszenario dargestellt wird.[124]

Die Beziehung zwischen den Gliedern und dem Körper ist in den Darstellungen im Allgemeinen durch die höhere Stellung des Ganzen gegenüber den einzelnen Teilen geprägt. Dabei wird die Abhängigkeit des Gliedes vom Körper unterstrichen, die Wichtigkeit des Gliedes für die Existenz und das Funktionieren des Organismus jedoch nur in wenigen Fällen angeführt. Der Verlust eines Gliedes führe, solange es sich nicht um ein zentrales Organ wie das Herz oder Haupt handelt, nicht zum Untergang des Organismus, wobei die Beeinträchtigung des Körpers unbestreitbar ist. Aristoteles überträgt das Bild auf den politischen Bereich und leitet daraus ab, dass der Staat natürlicher und ursprünglicher sei als die Bürger, die ihn konstituieren und gleichsam von dessen Existenz abhängig sind.[125]

Aegidius Romanus beschreibt das Verhältnis der kirchlichen Gemeinschaft zum einzelnen Menschen mit naturwissenschaftlich-medizinischen Vergleichen. Er erwähnt dabei das vom Körper abgetrennte Glied, das nicht mehr vom Haupt gesteuert werden könne und dadurch absterbe, und zieht die Parallele zu exkommunizierten Gemeindemitgliedern, die außerhalb des Heil bringenden Einflusses der Kirche stünden. Zudem findet man bei Aegidius aber auch den Verweis auf die Bedeutung der Glieder für das Wohlergehen des Körpers, in dessen Konsequenz er unter anderem die Forderung an den Herrscher stellt, sein Handeln an den Bedürfnissen der Untertanen auszurichten.[126]

Die Glieder untereinander stehen in einem Verhältnis der Interdependenz, das sich im politischen Bereich durch die Verpflichtung zur gegenseitigen Hilfeleistung manifestiert. Der einzelne Mensch schließt sich demnach aufgrund mangelnder Autarkie mit seinen Mitmenschen zusammen, um seine Fähigkeiten in das Gemeinwesen einzubringen und gleichzeitig von der Gemeinschaft zu profitieren. In dieser wechselseitigen Abhängigkeit der Menschen wird seit der Antike der Impetus zur Staatenbildung gesehen.

---

[123] Vgl. Peil, S. 380.
[124] Vgl. Ders., Staats- und Herrschaftsmetaphorik, S. 380.
[125] Vgl. Aristoteles, Politik, hrsg. v. P. Gohlke, Paderborn 1959, S. 34f.
[126] Vgl. Peil, Staats- und Herrschaftsmetaphorik, S. 393f.

Ein weiterer wichtiger Aspekt der Körper-Staat-Metapher und der mit ihr verbundenen Forderungen ist das Differenzierungspostulat. Die Darstellung eines organologisch gegliederten Staatskörpers, dessen Teile bestimmte Funktionen zu erfüllen haben, ist spätestens seit der Agrippa-Fabel bekannt.[127] Man begründete sowohl die kirchliche als auch die politische Ämterteilung wie auch die Einteilung der beruflichen Stände damit und verwendete das Bild, um jegliches Bestreben nach Gleichheit zu unterbinden. Zahlreiche der entworfenen Bilder organologisch gegliederter Staaten beinhalten Hinweise auf den unterschiedlichen Wert der einzelnen Glieder und den von ihnen zu erfüllenden Aufgaben.[128]

Vielfach fand dabei eine Verwendung der Organismus-Metapher, die jenseits sinnvoller bildhafter Vergleiche steht, statt. Unter anderem wurde die Möglichkeit der Loslösung der Mitglieder eines Volkes von ihrem Souverän und der Eingliederung in einen neuen staatlichen Verbund außer Acht gelassen. Es tritt deutlich zutage, dass bestimmte Aspekte des Bildes nicht mit der Realität menschlicher Gemeinschaften in Einklang zu bringen sind. Durch die vollständige Übertragung des Bildes auf den politischen Bereich werden dadurch wesentliche Freiheiten des Menschen unterschlagen.[129]

1.2. Pathologie des Staatskörpers

Bereits die antiken Autoren verglichen Staaten mit mangelhaften Verfassungen mit einem erkrankten Organismus. Dabei setzte man häufig sozial unverträgliches Verhalten einzelner Gruppenmitglieder, das eine Bedrohung für das Gemeinwesen darstellte, mit einer organischen Funktionsstörung gleich. Im Allgemeinen ging man davon aus, dass jegliches Staatsgebilde endlich ist, wobei Mittel und Wege aufgezeigt wurden, dem Verfall vorzubeugen: Ein Staat durchlaufe wie auch der einzelne Mensch eine Reihe von Lebensstadien, werde von Krankheiten heimgesucht, deren Heilung zum Teil durch äußere Eingriffe möglich sei. Als gesund galt ein stabiles Staatswesen, dessen Bürger in Frieden und Eintracht leben. Die Abwesenheit dieses Zustandes wurde als Pathologie empfunden, die sowohl durch äußere Einflüsse wie Krieg als auch durch Faktoren im Inneren entstehe. In der politischen Krankheitsmetaphorik findet man verhältnismäßig wenige Ausführungen zu den

---

[127] Vgl. dazu Kapitel II. 3.1.
[128] Vgl. Peil, Staats- und Herrschaftsmetaphorik, S. 398.
[129] Vgl. Demandt, S. 115.

von außen einwirkenden Gefahren, wohingegen die innenpolitischen Risiken für das Staatswesen ausführlich behandelt werden.[130]

Unter anderem zählen Bürgerkriege und Aufstände zu den innerstaatlichen Gefahren, die durch die Einrichtung einer geeigneten Verfassung schon im Vorfeld verhindert werden können. Francis Bacon bezeichnet in diesem Sinne den Bürgerkrieg als Fieber, das den Staatsorganismus von innen bedroht, wohingegen er die Auseinandersetzung mit dem äußeren Feind als eine Art sportliche Betätigung zum Erhalt der körperlichen Kräfte betrachtet. In der Neuzeit gebrauchten unter anderem Revolutionsgegner das Bild der Staatspathologie, um nicht nur die Umsturzversuche, sondern auch die zugrunde liegenden Ideen der Revolutionäre als Bedrohung der natürlichen Ordnung darzustellen. Die Restauration wurde dem entsprechend mit einer unumgänglichen Therapie, die durch einen fachkompetenten Arzt durchgeführt wird, gleichgesetzt.[131]

Auch der Begriff *Krise*, wie wir ihn heute für gesellschaftliche und politische Vorgänge verwenden, hat seinen Ursprung in der antiken Medizin. Er entsprach in seiner Bedeutung dem Begriff *Entscheidung*. Bei Hippokrates und Galen bezeichnet *Krise* den Zeitpunkt, an dem sich *entscheidet*, ob sich der Verlauf der Krankheit in Richtung Heilung oder Tod entwickelt. Dieser Aspekt des organologischen Vergleichs findet sich auch bei neuzeitlichen Autoren wie Rousseau, Goethe und Herder, die in historischen Krisen genau diese Wendepunkte hin zur Genesung beziehungsweise zum vollständigen Untergang eines Staates erkannten.[132]

Neben der Darstellung einzelner Aspekte der Krankheitsmetapher findet man auch bei einigen Autoren darüber hinausgehende umfassende Auflistungen der unterschiedlichen Pathologien des Staatswesens. Eine besonders ausführliche Darlegung der politischen Pathologie liefert Hobbes im 29. Kapitel des *Leviathan*, in dem er die Gründe für den Niedergang eines Staates mit fünfzehn Erkrankungen des menschlichen Organismus vergleicht.[133]

Jedoch wird auch in Bezug auf die gestörte Funktion einzelner Organe beziehungsweise institutioneller Einrichtungen oder anderer Bereiche des Gesellschaftsgefüges deutlich, dass die organische Staatslehre nur in begrenztem Maße den politischen Gegebenheiten gerecht wird. Das erkrankte Organ befindet sich zu Beginn des Krankheitsprozesses in einem sonst unversehrten Körper, wohingegen die Unzulänglichkeit einer politischen Institution sich auch aus den gegenwärtigen

---

[130] Vgl. Peil, Staats- und Herrschaftsmetaphorik, S. 413f; vgl. Demandt, S. 25.
[131] Vgl. Peil, Staats- und Herrschaftsmetaphorik, S. 416f.
[132] Vgl. Demandt, S. 27.
[133] Vgl. dazu Kapitel II. 3.3.

gesellschaftlichen Entwicklungen ergeben kann. Es stellt sich zudem die Frage, was unter den herrschenden gesellschaftlichen Rahmenbedingungen von den einzelnen Mitgliedern einer Gesellschaft als krankhaft oder abnorm empfunden wird. Diesbezügliche Wertungen sind keineswegs statisch, sondern unterliegen geschichtlicher Erfahrung und persönlichen Zielsetzungen. Obgleich sich auch *Krankheit* im medizinischen Sinn nicht abschließend definieren lässt, weisen die unterschiedlichen Auffassungen von Pathologien im gesellschaftlich-politischen Bereich eine noch weitaus größere Variationsbreite auf.

1.3. Diagnose und Therapie

Die politische Therapeutik nimmt im metaphorischen Bild vom Staatskörper eine gewichtige Position ein. Das Bild bietet unter anderem die Möglichkeit, praxisorientierte Handlungsanweisungen zum Erhalt beziehungsweise zur Wiederherstellung eines gesunden Staatswesens zu geben. Obwohl in den vorangehenden Kapiteln gezeigt werden konnte, dass die Körper-Staat-Metaphorik kein in sich geschlossenes System bilden kann, bietet sie doch die Möglichkeit, auf den politischen Akteur beratend einzuwirken und auf seine herrschaftsbezogenen Wertvorstellungen Einfluss zu nehmen. Die Bedingungen für die Heilung einer Krankheit sind hierbei die korrekte Diagnose und das Erkennen der Ursachen der pathologischen Erscheinungen. Diese gilt es von den Symptomen zu unterscheiden. Der therapeutische beziehungsweise diagnostische Aspekt des Organismusvergleichs spielt in der politischen Literatur von der Antike bis in die Neuzeit eine große Rolle.[134]

Eine gute Diagnostik ist demnach unabdingbar dafür, dass der Herrscher beziehungsweise der Arzt adäquate Maßnahmen ergreifen kann. Um die Erkrankung erfolgreich bekämpfen zu können, müssen beide Mittel verwenden, die der Art der Erkrankung angemessenen sind. Erasmus von Rotterdam fordert in diesem Sinne, politische Maßnahmen entsprechend einer medizinischen Therapie an dem aktuellen Zustand des Patienten beziehungsweise des Staates auszurichten.[135] Dabei gilt im Allgemeinen sowohl für den humanmedizinischen als auch für den staatstheoretischen Bereich der Grundsatz, dass Krankheiten in einem frühen Stadium nur schwer erkannt werden und es dazu eines erfahrenen und kompetenten Arztes be-

---

[134] Vgl. Peil, Staats- und Herrschaftsmetaphorik, S. 430, S. 485.
[135] Vgl. Erasmus von Rotterdam, Fürstenerziehung. Institutio Principis Christiani, hrsg. v. Anton Gail, Paderborn 1968, S. 176.

darf, wohingegen fortgeschrittene Krankheitsprozesse meistens offensichtlich, aber nur unter bestimmten Umständen noch heilbar sind.[136]

Jedoch führt auch die zutreffende Diagnosestellung keineswegs unweigerlich zu einer einzigen richtigen Therapieform, denn diese hängt nicht nur wie bereits erwähnt von dem Patienten und dessen Zustand ab, sondern darüber hinaus auch von dem behandelnden Arzt. Ein Beispiel für das Vorhandensein mehrerer möglicher Therapieoptionen im politischen Sinn liefert die Auseinandersetzung zwischen Bismarck und den Sozialdemokraten, die als Karikatur im *Kladderadatsch* im Jahr 1878 aufbereitet wurde. Dabei wird das Aufeinanderprallen der unterschiedlichen Einstellungen der einzelnen politischen Gruppierungen mit einem medizinischen Staatsexamen verglichen, in dem die Prüflinge aufgefordert sind, die bestmögliche Therapie gegen die mit einer Beule im Nacken der jungen Germania gleichgesetzte Sozialdemokratie aufzuzeigen. Der Konservative rät zum Ausschneiden der Wunde mithilfe des scharfen Messers der Ausnahmegesetze, wohingegen der Vertreter der Fortschrittspartei das drastische Vorgehen ablehnt und für lindernde Umschläge in Form von Erziehung und für klärende Gespräche plädiert.[137]

Das Bild vom kranken Staatskörper enthält zwei miteinander in gewissem Maße konkurrierende Prinzipien. Zum einen verweist das so genannte Relativitätstheorem auf den Zusammenhang zwischen der Ausprägung der Krankheit beziehungsweise dem Allgemeinzustand des Patienten und der angemessenen Dosierung des Heilmittels. Dem stellt unter anderem Seneca das Graduierungspostulat gegenüber, das besagt, dass die stufenweise erfolgende Steigerung der Maßnahmen zum Behandlungserfolg führe: Wie auch der Arzt in erster Linie mit Hilfe von Diäten und Kuren den Patienten behandle und erst im Falle eines Therapieversagens zu drastischeren Mitteln wie dem Aderlass und in letzter Instanz zur Amputation greife, so solle auch der Herrscher eines Staates zuerst verbal auf seine Untertanen einwirken und sie zum richtigen Verhalten auffordern und erst danach härtere Strafen folgen lassen.[138]

Letztendlich ist aus heutiger Sicht unstrittig, dass weder gutes ärztliches noch staatsmännisches Handeln ausschließlich durch standardisierte Handlungsanweisungen und feststehende Algorithmen festgelegt werden kann. In manchen klinischen Fällen erscheint es beispielsweise unabdingbar, umgehend mit der medika-

---

[136] Vgl. Peil, Staats- und Herrschaftsmetaphorik, S. 433.
[137] Vgl. Kladderadatsch, XXXI. Jahrgang, Nr. 41, 1878, S. 164.
[138] Vgl. Seneca, De ira, in: Philosophische Schriften, Bd. 1, hrsg. v. Manfred Rosenbach, Darmstadt 1969, S. 108f.

mentösen Behandlung zu beginnen, obgleich die Forderung nach einer sorgfältigen Diagnosestellung dem entgegensteht.

2. Abriss zur Geschichte des Organismusvergleichs

2.1. Politisch-organologische Metaphorik in philosophischen Texten der Antike

Innerhalb der antiken Tradition findet man zahlreiche Texte, in denen der Vergleich zwischen Körper und Staat verwendet wurde, um die menschliche Gemeinschaft zu beschreiben. Oft war das Bild mit der Aufforderung zu erwünschtem sozialem Verhalten verbunden, wobei jedem Mitglied des Staates spezifische Aufgabenbereiche zugesprochen wurden. Der Ursprung der weit verbreiteten Metapher liegt vermutlich in der *Homonoia*-Literatur des ausgehenden 5. Jahrhunderts v. Chr. Im Zuge heftiger Auseinandersetzungen der politischen Parteien und den damit einhergehenden sozialen Unruhen schien die Rückbesinnung auf die Eintracht eine Grundvoraussetzung zum Erhalt der *polis*. Appelle dieser Art finden sich bei zahlreichen Autoren wie unter anderem bei Aischylos, den Sophisten Gorgias und Antiphon und dem Geschichtsschreiber Thukydides. Die Bedrohung durch die Perser verstärkte die Immanenz des Einheitsgedankens.

Zeitgleich mit dem Aufkommen literarischer Darstellungen des Einheitsgedankens findet man die Verwendung der Organismus-Metapher. Begriffe wie *Krankheit, Fieber* und *Entzündung* verdeutlichen die Staatsvorstellungen Platons und die Ausführungen der griechischen Tragiker. Aber auch der umgekehrte Analogieschluss war weithin anerkannt: Mediziner verwendeten Begriffe wie *Aufruhr* oder *Vorherrschaft*, die der gesellschaftlichen Sphäre entstammten, um physiologische und pathologische Vorgänge innerhalb des menschlichen Organismus zu beschreiben. Die Grundaussage der Analogiebildung lag darin, die Tätigkeit der einzelnen Mitglieder des Staates in einen übergeordneten Zusammenhang zu stellen und dadurch das soziale Verhalten der Bewohner der *polis* auf ein gemeinsames Ziel auszurichten.[139]

Platon verwendet zur Erläuterung seines Staatsmodells einen eher psychomorph als organologisch zu nennenden Vergleich. Dabei legt er seinen Ausführungen die Analogie zwischen dem menschlichen Organismus und dem Staat schon wie

---

[139] Vgl. Struve, Tilman: Die Entwicklung der organologischen Staatsauffassung im Mittelalter, Stuttgart 1978, S. 11f; vgl. Andersson, Torsten: Polis and Psyche. A Motif in Plato's Republic, Göteborg 1971, S. 125f.

selbstverständlich als allseits bekanntes Modell zugrunde. Er sieht den Staat als eine größere Variante des Menschen, als so genannten *Makroanthropos*. Dieser entspricht in seinem Aufbau dem menschlichen Organismus und basiert genau wie dieser auf der Harmonie seiner Bestandteile, die in Solidarität miteinander verbunden ein gemeinsames Ziel verfolgen.[140] Er besteht entsprechend der Untergliederung der Seele aus drei Teilen: In der Seele herrscht das *Vernünftige*, dem das *Mutvolle* untersteht, wobei das *Begehrliche* wiederum beiden untergeordnet ist. Platon fordert die Unterordnung des mutvollen und des begehrlichen Teiles unter den vernünftigen beziehungsweise nach Erkenntnis strebenden Teil. Erst dadurch sei es jedem Teil möglich, angemessen zu agieren. Die Herrschaft der Vernunft ist dadurch keineswegs mit einer Unterdrückung der Triebe gleichzusetzen, sondern führt vielmehr zu deren sinnvollem Einsatz, zu einer Harmonisierung des Ganzen durch Kontrolle und Mäßigung überhand nehmender Kräfte.[141] Platon setzt dieser Ordnung die Trias der politischen Stände vom Herrscher oder Wächter, der den Helfern beziehungsweise Soldaten übergeordnet ist, die wiederum den Dienst der Händler, Handwerker und Bauern einfordern sollen, gleich. Dabei weist er in der *Politeia* sowohl auf eine strukturelle Gleichheit zwischen der psychischen Konstitution des Menschen und dem Aufbau der Polis als auch auf die wechselseitige Bedingtheit einer gerechten politischen Ordnung und dem gerechten Menschen hin.[142]

Aristoteles legt den Schwerpunkt seiner Staatsvorstellung ebenfalls auf die Koexistenz unterschiedlich gearteter Teile, die sich in ihrer Funktion ergänzen und dadurch einen höheren Grad an Vollkommenheit erreichen: Der Zusammenschluss übersteigt in seinem qualitativen Wert die Summe seiner einzelnen Teile. Dazu bedarf es sowohl dienender als auch herrschender Elemente im Staat.[143] Diese Notwendigkeit verdeutlicht Aristoteles durch den Vergleich mit dem Verhältnis zwischen Körper und Seele. Der Körper stellt in diesem Bild den dienenden Teil dar, wohingegen die Seele als oberste Instanz für eine an der Vernunft orientierte Koordination sowie für den Umgang mit Gefühlen zuständig ist. Eine Gleichstellung der

---

[140] Vgl. Béranger, Jean: Recherches sur l'aspect idéologique du principat, Bâle 1953, S. 226.
[141] Vgl. Krüger, Gerhard: Das Verhältnis von Staat und Individuum in der Antike, Baden-Baden 1994, S. 72f.
[142] Vgl. Böckenförde, Ernst-Wolfgang: Organ, Organismus, Organisation, politischer Körper, in: Geschichtliche Grundbegriffe. Historisches Lexikon zur politisch-sozialen Sprache in Deutschland, Bd. 4, hrsg. v. O. Brunner, W. Conze, R. Koselleck, Stuttgart 1978, S. 522.
[143] Vgl. Adomeit, Klaus: Rechts- und Staatsphilosophie. Bd. 1: Antike Denker über den Staat, Heidelberg ²1992, S. 83f.

beiden Bereiche oder gar deren Umkehrung führen laut Aristoteles ins Chaos und bringen dadurch den gesamten Organismus in Gefahr.[144]

Die Berufsstände vergleicht Aristoteles mit den Organen, die für die Stoffwechselvorgänge zuständig sind, also für die Ausführung von Aufgaben, die der Gemeinschaft nützen. Die verschiedenen Verfassungstypen beschreibt er in Analogie zum Artenreichtum der tierischen Organismen: Beide entstünden durch unterschiedliche Verbindungen ihrer Art nach verschiedener Organe beziehungsweise Stände. Dabei verweist er auf die Bedeutung der Beschaffenheit der einzelnen Teile für die daraus resultierende Gesamtstruktur. Es wird deutlich, dass Aristoteles die von Platon verwendete Körper-Staat-Metapher insofern ausweitet, als er den Staat nicht nur als Abbild des menschlichen Körpers auffasst, sondern das Organische als grundlegendes Gestaltungsprinzip bei der Errichtung eines Staates begreift.[145]

In hellenistischer Zeit wurde der von Platon und Aristoteles weiterentwickelte Körper-Staat-Vergleich durch die Stoiker über die *polis* hinaus auf das Weltall ausgedehnt, was zu der Unterscheidung von Mikro- und Makrokosmos führte.[146] Es entstand das Bild des Makrokosmos als allumfassende *polis* der Menschheit und der Götterwelt. Die Stoiker sprachen der Welt einen teleologischen Aufbau zu und bezeichneten die Vernunft, die sie mit Gott gleichsetzten, als zugrunde liegendes Prinzip, an dem der vernunftbegabte Mensch beteiligt ist.[147] Damit besteht die Rolle des Menschen im Gesamtgefüge nicht nur in seiner Bürgerpflicht dem Staate gegenüber, sondern er gehört darüber hinaus „zu einem kosmopolitischen Gemeinwesen, das alle Vernunftwesen umfaßt, Menschen und Götter"[148].

Cicero greift auf die stoischen Anschauungen zurück. Er bezeichnet die Menschheit als einen einzigen großen Organismus, dessen Glieder die menschlichen Individuen darstellen. Ebenso übernimmt er den Vergleich des Weltalls mit einer Stadt beziehungsweise einem Staat, über dem die Gottheit steht. Da jeder Mensch als konstitutiver Teil dieses übergeordneten Systems fungiert, soll das Streben des Einzelnen immer am Gemeinwohl orientiert sein und nicht der persönlichen Bereicherung dienen.

Seneca verbindet in seiner Staatslehre die Theorie des Kosmos als Lebewesen, dessen Glieder die Menschen sind, mit der bisherigen *Homonoia*-Tradition: Der

---

[144] Vgl. Struve, Staatsauffassung, S. 15.
[145] Vgl. Böckenförde, S. 524.
[146] Vgl. Ehrhardt, Arnold: Das Corpus Christi und die Korporationen im spät-römischen Recht (I.), in: Zeitschrift der Savigny-Stiftung für Rechtsgeschichte, Bd. 70, hrsg. v. H. Mitteis u. a., Weimar 1953, S. 326.
[147] Vgl. Krüger, S. 114 f.
[148] Ders., S. 111.

Kosmos stellt für ihn eine große Stadt und gleichzeitig eine organische Einheit dar. Der Mensch ist sowohl Bürger als auch Glied eines organischen Verbandes. Es ist bemerkenswert, dass er dabei sowohl die Verantwortung des Individuums für den Zustand der Gesellschaft als auch umgekehrt die Sorge um den einzelnen Menschen als Aufgabe des Staates benennt.[149]

Natürlich kann anhand der vorliegenden Auswahl an Staatstheorien, die die Organismus-Metapher enthalten, nur ein allgemeiner Überblick gewährt werden. Es wird dennoch deutlich, dass der Organismusvergleich in seinen unterschiedlichen Ausgestaltungen sowohl zur Untermauerung der theoretischen Vorstellungen der griechischen *polis*, wie auch des römischen Imperiums bis hin zum stoischen Weltstaat diente.[150] Neben den strukturell-ordnungspolitischen Implikationen des Vergleichs, die oben bereits erwähnt wurden, weist die Metapher einen weiteren gewichtigen Aspekt in der Bedeutungsebene auf: Der Staat wird als dynamische Einheit wahrgenommen, die in Analogie zu anderen Lebewesen Entwicklungen durchläuft und dadurch grundsätzlich die Fähigkeit zur Veränderung und damit namentlich zu Wachstum aber auch zu Verfall besitzt.[151]

2.2. *Corpus* als Metapher für politisch-gesellschaftliche Einheiten im Mittelalter

Die bisher erwähnten Aspekte der Organismusmetapher – die Differenzierung zwischen dienenden und herrschenden Teilen, die Aufgabe aller Glieder, für das Gemeinwohl einzutreten, die begrenzte Fähigkeit zu Wachstum, die Einheit der Glieder und deren Beziehung zum Haupt wie auch die unterschiedliche Festlegung von dessen hierarchischer Stellung – charakterisieren auch die organologischen Staatstheorien des Mittelalters. Entgegen den Vorstellungen der Antike wird der Staat im frühen Mittelalter jedoch nicht als autonome Einheit betrachtet, sondern im Wesentlichen auf seine Funktion als untergeordneter Bestandteil der *Ecclesia* reduziert. Basierend auf der Augustinischen Staatslehre soll er dieser höheren Ordnung dienen und nimmt damit die Rolle des Körpers im Dualismus zwischen Körper und Seele ein. Diese Betrachtungsweise findet man ebenso in den Fürstenspiegeln und Staatsschriften des 13. Jahrhunderts.[152]

---

[149] Vgl. Struve, Staatsauffassung, S. 20.
[150] Vgl. Béranger, S. 225.
[151] Vgl. Struve, Staatsauffassung, S. 31.
[152] Vgl. Ders., S. 294f.

Der Organismusvergleich diente innerhalb des Zeitraumes zwischen 9. und 11. Jahrhundert dazu, der übergreifenden Einheit der *Ecclesia*, die sich aus *regnum* und *sacerdotium* konstituiert, ein theoretisches Fundament zu verleihen und sie dadurch zu stärken. Erst durch die Forderungen der Kirche nach vollständiger Autonomie vor weltlichem Einfluss zerbrach die harmonische Vereinigung von *regnum* und *sacerdotium* innerhalb des so genannten *corpus Christi*.

In diesem Zusammenhang hatten die Darstellungen Augustins von der *Ecclesia* als *corpus Christi*, die im 4. und 5. Jahrhundert entstanden sind, großen Einfluss auf die Vorstellungen von Kirche und Staat im Mittelalter. Auf das Wirken des Kirchenvaters geht nicht nur die Überlieferung der Verwendung der *corpus*-Metapher in politisch-philosophischen Texten der Antike zurück, sondern auch die mittelalterliche Rezeption der *corpus Christi*-Theologie. In seiner Schrift *De civitate Dei* entwickelt Augustinus keine in sich geschlossene Staatslehre. Der Schwerpunkt seiner Darlegungen liegt auf dem Verhältnis des Menschen zu Gott und nicht auf den Beziehungen der Menschen untereinander. Die *res publica* werden in seiner Schrift nur flüchtig gestreift und mit negativen Eigenschaften in Verbindung gebracht. Augustinus' radikale Kritik am weltlichen Staat bildete das Ende der antiken philosophischen Staatstheorie. Bis ins 13. Jahrhundert wirkte die darin vertretene Ansicht fort, was dazu führte, dass nur wenige Menschen sich mit den theoretischen Grundlagen eines idealen weltlichen Staates befassten. Augustinus läutete damit die Epoche eines am Christentum orientierten Staates ein, die etwa 1000 Jahre Bestand haben sollte.[153]

Er betont in *De civitate Dei* den Charakter der Kirche als Leib Christi und ihre sich ständig verändernde Einheit aus vergangenen, gegenwärtigen und zukünftigen Gläubigen. Er differenziert zwischen *civitas dei* und *civitas terrena*, die in ihrem Verhältnis zueinander der Seele und dem Körper entsprechen. Erstgenannte ist stark durch die paulinische Darstellung der Kirche als *corpus Christi* beeinflusst, wobei die *civitas terrena* in Einklang mit der organologischen Staatsauffassung der römischen Antike steht. Beide Gemeinschaftsformen existieren zeitgleich miteinander. Sie zeichnen sich durch unterschiedliche Zielsetzungen aus, sind aber nicht als zwei voneinander getrennte gesellschaftliche Einheiten zu betrachten.[154]

Augustin konkretisiert seine Vorstellungen von der *civitas terrena* am Beispiel des römischen Reiches, was dazu beitrug, dass im Mittelalter *civitas dei* mit Kirche und *civitas terrena* mit Staat weithin gleichgesetzt wurde. Diese Deutung impliziert

---

[153] Vgl. Adomeit, S. 189f.
[154] Vgl. Struve, Staatsauffassung, S. 47.

eine untergeordnete Stellung des Staates gegenüber der Kirche und wurde in dieser Form auch zur Untermauerung kirchlicher Machtansprüche eingesetzt.[155]

Der Investiturstreit am Ende des 11. Jahrhunderts zeitigte eine einschneidende Zäsur im Verhältnis von Staat und Kirche. Man begann, Kirche und Staat als zwei voneinander unabhängige Organisationsformen beziehungsweise als zwei einzelne Körper, die wiederum einem Haupt unterstellt sind, zu sehen. Beide Parteien griffen in der Folgezeit auf den Organismusvergleich zurück, um ihre jeweilige Machtposition zu stärken. Die Kirche legte den Schwerpunkt dabei erneut auf den Dualismus zwischen Körper und Seele, um die Unterlegenheit weltlicher Macht zu veranschaulichen. Die Verfechter des Königtums beriefen sich hingegen auf die Gleichheit der Teile innerhalb des Organismus beziehungsweise des *corpus Christi*.[156]

Die Verwendung des Organismusvergleichs im Mittelalter weist eine gewisse Kontinuität zum Altertum auf. Dennoch ist es unerlässlich, auf die zu jener Zeit stattfindende qualitative Umbesetzung der Metapher einzugehen. In der mittelalterlichen Ständelehre verwendete man die Körper-Staat-Metapher zur Beschreibung des strukturellen Aufbaus der Stände und *ordines* am Beispiel der Anordnung von Gliedern und Organen im menschlichen Körper. Diese Darstellungen findet man in Schriften, die bis ins 12. Jahrhundert datieren.[157]

Johannes von Salisbury weitet in seinem *Policraticus* den rein äußerlichen, strukturellen Vergleich auf die tiefer liegende Physiologie des menschlichen Gemeinwesens aus. Die innere Gliederung des Staates ist dabei durch das Nebeneinander unterschiedlicher Berufsgruppen und Stände charakterisiert, die durch ihre jeweiligen Aufgaben den Bestand des Gemeinwesens garantieren. Die Erkenntnis der Notwendigkeit aller Stände und gesellschaftlichen Gruppierungen für das Fortbestehen des Staates ist ein neuer gedanklicher Ansatz in der mittelalterlichen Staatstheorie.[158]

Von großer Tragweite ist aber auch der Aspekt der Nachahmung der Natur, der zunehmend an Bedeutung gewann. Beeinflusst durch die aristotelische Annahme eines allem Organischen zugrunde liegenden bewegenden Prinzips ging man dazu über, unter *imitatio* die aktive Gestaltung des Staates nach den in der Natur vorgefundenen Strukturmerkmalen zu verstehen. Dadurch wurde die Aufgabe des Herrschers, das Staatswesen einzurichten, immens aufgewertet. Man verglich sie mit

---

[155] Vgl. Struve, Staatsauffassung S. 59.
[156] Vgl. Böckenförde, S. 543.
[157] Vgl. Struve, Staatsauffassung, S. 299.
[158] Vgl. Ders., S. 298; vgl. dazu Kap. II.3.2.

einer Nachahmung des Schöpfungsaktes und sprach dem Herrscher damit die überragende Position, der Ursprung des Staates schlechthin zu sein, zu.[159]

Marsilius von Padua entwickelte den Gedanken der Nachahmung der Natur weiter. Seine Staatslehre bildete in der Folgezeit das theoretische Fundament einer autonomen säkularen Gesellschaft. Es gelang ihm, ein alle Institutionen umfassendes Konzept auf der Basis der aristotelischen Anschauung ins Leben zu rufen. Als bewegenden Anteil beziehungsweise Seele des Staates sah Marsilius von Padua die Bürgerschaft. Die Gesamtheit der Bürger ernennt den Herrscher, der das Herz des Staatskörpers darstellt und als zentrales Organ (*pars principans*) des Gesamtorganismus fungiert. Zu dessen Aufgaben gehört unter anderem die Bildung der Berufsstände, die unter Anwendung der Rechtsprechung und der Staatsgewalt erfolgt. Die beiden Machtinstrumente des Staates setzt er mit lokalen Faktoren wie Wärme und dem so genannten Lebenshauch gleich. Die Wahrnehmung herrschaftsbezogener Aufgaben soll jedoch strikt an die Gesetze gebunden sein, die die Bürgerschaft erlassen hat.[160]

Damit hebt Marsilius von Padua den Vorrang der einzelnen Glieder des Gemeinwesens gegenüber dem führenden Organ deutlich hervor. Sie erfahren eine Gleichstellung mit dem bewegenden Prinzip, der Seele, wobei der Herrscher auf die Funktion eines der Gemeinschaft dienenden Organs beschränkt bleibt. Es liegt nahe, dass in diesem Staatsmodell keine weitere Instanz neben der weltlichen Platz finden kann. Der Geistlichkeit wurde lediglich die Funktion eines staatlichen Organs zuerkannt.[161]

Durch die organologische Staatsauffassung des 13. und 14. Jahrhunderts entstand somit ein Bild vom weltlichen Staat als derjenigen Ordnung, in welcher das Individuum Vollkommenheit erlangen kann. Die Grundvoraussetzung dazu stellt das Tätigwerden des einzelnen Menschen dar. Damit wird dem Staat, anders als in bisherigen mittelalterlichen Gesellschaftstheorien, ein durchweg dynamischer Charakter zugesprochen, welcher „aus der Spannung zwischen der jeweils konkreten Existenz des Staates und einem als vollkommen betrachteten Idealzustand hervorgeht"[162].

Es wird deutlich, dass die unterschiedlichen organischen Bilder von Staat und Gesellschaft im Mittelalter eine große Variationsbreite aufweisen. Sowohl Anhän-

---

[159] Vgl. Struve, Tilman: Bedeutung und Funktion des Organismusvergleichs in den mittelalterlichen Theorien von Staat und Gesellschaft, in: Soziale Ordnungen im Selbstverständnis des Mittelalters, Bd. 12/1, hrsg. v. A. Zimmermann, S. 158.

[160] Vgl. Struve, Bedeutung und Funktion des Organismusvergleichs, S. 159.

[161] Vgl. Ders., Staatsauffassung, S. 308.

[162] Ders., S. 309.

ger säkularer Staatsformen als auch Verfechter der päpstlichen Monarchie griffen auf dasselbe Organismusmodell zurück, um ihre Gesellschaftstheorien zu untermauern. Dabei wurde die Körper-Staat-Metapher in vielerlei Absicht verwendet: Zum einen half das Bild, bereits bestehenden politischen Strukturen ein ideologisches Fundament zu verleihen und die herrschende Ungleichheit der Menschen zu legitimieren. Auf der anderen Seite wurde mit dem Organismusvergleich ein Staatswesen beschrieben, das bereits verfassungsmäßige Züge besitzt.[163]

Von großer Bedeutung ist auch der politisch stabilisierende Effekt, den der Verweis auf die Solidarität der einzelnen Teile bewirkt. Den Herrschern des Mittelalters war daran gelegen, die durch innere Konflikte und äußere Feinde bedrohte Ordnung durch die Betonung der Harmonie der Teile innerhalb des Organismus zu stärken. Der Erhalt der Struktur beziehungsweise bestimmter Proportionen im gesellschaftlichen Gefüge wird als Bedingung für Frieden und Ordnung dargestellt.[164] Bedeutungsvoller als die ordnungspolitischen Implikationen des Körper-Staat-Vergleichs ist jedoch die Entstehung einer nicht primär auf eine Person ausgerichteten Staatsvorstellung. Der Organismusvergleich ermöglichte die wage Vorstellung einer neuen dynamischeren Gesellschaftsordnung, die sich durch das Zusammenwirken aller sozialen Gruppen konstituiert.

2.3.   Soziobiologische Metaphern in Geschichtstheorien der Neuzeit

Bei der Darstellung historischer Prozesse wurde in der Neuzeit sowohl auf die griechisch-römischen Autoren der Antike als auch auf die christliche Tradition des Mittelalters zurückgegriffen. Die Bandbreite der unterschiedlichen Gegenstände, die mit einem Organismus gleichgesetzt wurden, erstreckt sich von der Menschheit in der Aufklärungshistorie über die Völker und Staaten im Historismus bis hin zu Gesellschaftsformationen im Marxismus. Ebenso finden wir Übereinstimmungen mit der Körper-Staat-Metaphorik des Altertums in einzelnen Aspekten des Bildes wie der Aufteilung funktioneller Einheiten und Gruppen innerhalb des Gesellschaftsgefüges und dem Verweis auf bestimmte an gesellschaftliche Bedingungen geknüpfte Entwicklungsverläufe. Auch im neuzeitlichen Geschichtsdenken erfolgt die Verwendung des Organismusvergleichs in Hinblick auf dessen praktische Implikationen, wie unter anderem der von Marx auf die Entstehung eines Staates übertragene Begriff der *Geburtshilfe* oder der biologisch interpretierte *Kampf ums*

---

163   Vgl. Struve, Bedeutung und Funktion des Organismusvergleichs, S. 159.
164   Vgl. Böckenförde, S. 539.

70

Dasein im Imperialismus zeigen. In der Neuzeit wurden auch die kleineren Einheiten, aus denen der Organismus besteht, sowohl in ihrer Entwicklung als auch bezüglich ihrer Konstitution als eigenständige Individuen betrachtet.[165]

Stark differenzierte, umfassende Modelle wie bei Johannes von Salisbury stellten nach dem 17. Jahrhundert eine Seltenheit dar. Der von den Romantikern besonders betonte Aspekt von Wachstum und Bewegung als Hauptmerkmal eines lebendigen Körpers fand in den eher statischen organologischen Bildern antiker und mittelalterlicher Autoren keine Entsprechung. Der Wachstumsgedanke als essentieller Bestandteil romantischer und naturtheoretischer Organismusvorstellungen ist eng mit dem Aufkommen der Betrachtungsweise von Geschichte als Entwicklungsprozess verbunden.[166] Obwohl um die Mitte des 19. Jahrhunderts der Vergleich des Staates mit einem geistig-sittlichen Organismus weit verbreitet war, kam es bis auf wenige Ausnahmen zu keiner Neuformulierung eines umfassenden Bildes vom Staatskörper. Eine dieser Ausnahmen ist das 1844 in der Schrift *Psychologische Studien über Staat und Kirche* beschriebene Ganzheitsmodell von Johann Kaspar Bluntschli. [167]

Des Weiteren liefert Rousseau in seinem *Contrat Social* die Grundlage für eine funktionierende Gesellschaftsordnung im *corps politique*, wobei sich der Staat als Körper aus den einzelnen Gliedern der Bürgerschaft zusammensetzt. Die Staatsgewalt fügt sich in das organologische Bild ein: Die Legislative wird als *Herz* bezeichnet, wohingegen die Exekutive dem *Gehirn* entspricht. Rousseau verweist auf mögliche Krankheiten des Staates, die der Gesetzgeber in der Funktion eines Arztes kurieren müsse. Ebenso verwendet er in Anlehnung an die medizinische Terminologie den Begriff *Krise*, der spätestens ab jenem Zeitpunkt zu einem festen Bestandteil gesellschaftspolitischen Denkens wurde. Die Entstehung eines Staates beschreibt Rousseau, ähnlich wie Hobbes, als technischen Vorgang, der im krassen Gegensatz zu natürlichen Prozessen stehe.[168]

Der Vergleich des Staates mit einem Individuum wurde im 19. Jahrhundert häufig mit Blick auf das Verhältnis zwischen den Bürgern und den staatlichen Institutionen angeführt. Auch Goethe verwendete die Körper-Staat-Metapher, um die Möglichkeiten zur Verbesserung der politischen Grundlagen des Staates aufzuzeigen. Er betont, dass diese nicht mit von außen vorgenommenen Korrekturen, son-

---

[165] Vgl. Demandt, S. 55, S. 79.
[166] Vgl. Peil, Staats- und Herrschaftsmetaphorik, S. 356f.; vgl. Böckenförde, S. 604.
[167] Vgl. Peil, Staats- und Herrschaftsmetaphorik, S. 357f; vgl. Böckenförde, S. 591.
[168] Vgl. Meyer, Ahlrich: Mechanische und organische Metaphorik politischer Philosophie, in: Archiv für Begriffsgeschichte, Bd. 13, Heft 1, hrsg. v. K. Gründer, Bonn 1969, S. 140.

dern durch veränderte organische Voraussetzungen im Inneren zu bewerkstelligen sei: Man solle nicht die erfolgreichen politischen Maßnahmen einer anderen Nation unhinterfragt übernehmen, sondern die vorliegenden Bedürfnisse und Voraussetzungen der eigenen Gesellschaft zur Grundlage gesellschaftlicher Neuerungen machen.[169]

Auch Bismarck verwendet in seinen politischen Reden den Vergleich mit dem Organismus. Er spricht von einer *„organischen Bildung der Staaten"*[170] und tituliert seine Opponenten aus dem linken Parteienspektrum als *„sozialistische Wunderdoktoren"*[171]. Dem Staatsmann, den er mit einem kompetenten Arzt gleichsetzt, komme die Aufgabe zu, die Grundlagen für ein funktionierendes Staatswesen zu schaffen. Dabei ließen sich Verfassungen nicht einfach ablegen wie getragene Kleidungsstücke: Sie würden zu einer Art Haut, wenn sie gut ausgestaltet sind, oder aber, im Falle dass sie unzureichend sind, zu einem so genannten Nessus-Hemd[172] für den betroffenen Staatskörper.

Im historischen Materialismus fand eine Gleichsetzung so genannter Gesellschaftsformationen mit dem menschlichen Organismus statt, womit sich ein deutlicher Wandel gegenüber der Aufklärungshistorie und dem Historismus vollzog. In ihm wurde die gesamte Menschheit mit einem Organismus verglichen, wohingegen der Gegenstand des organologischen Vergleichs im Historismus das Leben und Vergehen von Völkern und Staaten war. Karl Marx, ein Vertreter des historischen Materialismus, erkennt in Aufbau und Funktion aller Gesellschaftsformationen Übereinstimmungen mit dem menschlichen Organismus. Für ihn ist die *„jetzige Gesellschaft kein fester Kristall, sondern ein umwandlungsfähiger und beständig im Prozeß der Umwandlung begriffener Organismus"*[173]. Das Zeitalter der Manufaktur und die damit einhergehende Auftrennung einzelner Arbeitschritte beschreibt Marx folgendermaßen:

„Eine gewisse geistige und körperliche Verkrüppelung ist unzertrennlich selbst von der Teilung der Arbeit im ganzen und großen der Gesellschaft. Da aber die Manufakturperiode diese gesellschaftliche Zerspaltung der Arbeitszweige viel weiter führt, andrerseits erst mit

---

[169] Vgl. Demandt, S. 83.
[170] Bismarck nach Blümner, Hugo: Der bildliche Ausdruck in den Reden des Fürsten Bismarck, Leipzig 1891, S. 131.
[171] Ders., S. 133.
[172] Der Begriff stammt aus der griechischen Mythologie und bezieht sich auf ein Hemd, das zwar leicht übergestreift, jedoch nur unter erheblichen Qualen und Verlust der Haut wieder entfernt werden kann.
[173] Marx, Karl: Das Kapital. Kritik der politischen Ökonomie, Bd. 1, in: Karl Marx, Friedrich Engels: Werke, Bd. 23, Berlin 1962, S. 16.

der ihr eigentümlichen Teilung das Individuum an seiner Lebenswurzel ergreift, liefert sie auch zuerst das Material und den Anstoß zur industriellen Pathologie."[174]

Marx verwendet in seinen Arbeiten ganz allgemein den Begriff *Gesellschaftskörper*. Er erkennt in den einzelnen Bereichen des wirtschaftlichen Lebens, in der Produktion, der Distribution und im Konsum, die einzelnen Glieder einer Totalität, die in wechselseitigem Verhältnis zueinander stehen. Die damit beschriebene Beziehung der einzelnen Teile untereinander ist Marx zufolge eine Eigenschaft, die bei jeder organischen Einheit vorzufinden ist.

Darüber hinaus entstanden in der Neuzeit biologistische Kulturtheorien, in denen die Natur als eigentliche Grundlage der Entwicklung menschlicher Gemeinschaften und damit namentlich von Geschichte betrachtet wird. Es handelt sich im Wesentlichen um zwei geistige Strömungen, die in der Natur des Menschen das Strukturprinzip von Geschichte sahen. Zum einen existierte eine Art Geschichtsbiologismus, der überwiegend den Geisteswissenschaften entstammte. Diese Form der Gesellschaftstheorie wurde bereits in der Antike durch Thukydides vertreten und fand seit der Mitte des 19. Jahrhunderts wieder zunehmend Anhänger. Ihren Ausgangspunkt bildet die Annahme, dass auch der Mensch ein Tier sei und dementsprechend beide Lebewesen gleichen Verhaltensregeln folgten. Die rassentheoretische Abhandlung *Versuch über die Ungleichheit der Menschenrassen* (1853 ff.) von Arthur de Gobineau und die biologische Selektionstheorie von Charles Darwin sind in diesem Zusammenhang von zentraler Bedeutung. Besonders unter den Politikern der Neuzeit, die imperialistische Ziele verfolgten, findet man zahlreiche gesellschaftstheoretische Denkansätze, denen sozialdarwinistische Auffassungen zugrunde liegen.[175]

Eine weitere Form des Geschichtsbiologismus entwickelte sich auf der Grundlage naturwissenschaftlichen Denkens und hat ihren Ursprung in der Verhaltensforschung und der Ökologie. Der Verhaltensforscher und Biologe Jakob von Uexküll beschreibt in seiner Schrift *Staatsbiologie*, die im Jahr 1920 in der ersten Auflage erschien, sowohl *Anatomie* wie auch *Physiologie* und *Pathologie* des Staates. Die Warendistribution sei mit einem *„in sich geschlossenen Blutkreislauf"*[176] vergleichbar und die Tauschmittel, die dem Blut im menschlichen Körper entsprechen, bewegten sich durch ein *„vielverzweigtes Adernetz"*[177]. Jakob von Uexküll vertrat

---

[174] Marx, Karl: Das Kapital. Kritik der politischen Ökonomie, Bd. 1, in: Karl Marx, Friedrich Engels: Werke, Bd. 23, Berlin 1962, S. 384.
[175] Vgl. Demandt, S. 93 f.
[176] Uexküll, Jakob von: Staatsbiologie. Anatomie, Physiologie, Pathologie des Staates, Hamburg ²1933, S. 24.
[177] Ders., S. 24.

die Ansicht, dass zur Gesundung des deutschen Volkes eine genaue gegenständliche Darstellung der anatomischen Grundlagen des Staates vorgelegt werden müsse:

„Der deutsche Volks- und Staatskörper gleicht heute einem schwerkranken Patienten, der voll gläubigen Vertrauens sein Schicksal in die Hände eines berühmten Chirurgen gelegt hat, in der Hoffnung, daß dieser ihn durch eine Operation auf Tod und Leben von seinem Leiden befreien werde. Nun wird auch der genialste Arzt es als einen Übelstand empfinden, wenn ihm kein anatomischer Atlas zur Verfügung steht, in dem die Lage und die gegenseitigen Beziehungen der Körperorgane eingezeichnet sind."[178]

Uexküll weitet die Analogie über das sonst in der Neuzeit vorherrschende Maß hinaus aus und formuliert seine Theorie vom Staatsorganismus als Gegenbild zum Maschinenstaat.[179]

2.4. Mechanismus und Organismus im 18. Jahrhundert

Seit Ende des 18. Jahrhunderts bis um 1840 war der Organismusbegriff sowohl in den Sozial- als auch in den Naturwissenschaften weit verbreitet.[180] Der Begriff *Organismus* in Zusammenhang mit *Staat* stellte eine Neuerung gegenüber der vorherrschenden Metapherntradition des 18. Jahrhunderts dar, innerhalb derer der Staat mit einer Maschine gleichgesetzt worden war. Damit verband sich die Annahme, dass es sich bei *Staat* um ein Ganzes handele, das beliebig auseinander genommen und wieder zusammengesetzt werden könne, wobei die Zerlegung in die einzelnen Bestandteile zum Untergang des Ganzen führe. Diese Auffassung beinhaltete weitergehend die Abhängigkeit des Individuums vom Staat. Dem Menschen wurde jegliche Autonomie abgesprochen, die eine Existenz außerhalb des ihn umgebenden gesellschaftlichen Kontextes möglich gemacht hätte.[181]

Die deutschen Theoretiker des aufgeklärten Absolutismus im 18. Jahrhundert verwendeten zur bildlichen Darstellung des idealen Staates den Vergleich mit der exakt arbeitenden Maschine. Die Metapher impliziert die genaue Planbarkeit zu-

---

[178] Uexküll, S. 79.

[179] Vgl. Demandt, S. 86.

[180] In diesem Zusammenhang steht auch das Thema eines Vortrages des bayrischen Publizisten und Legationsrats Friedrich Ludwig Lindner im Jahr 1834 vor der Gesellschaft Deutscher Naturforscher und Ärzte: *Ueber den Begriff des Organismus als allgemein herrschend in den drei Naturreichen, wie in der Geschichte und Politik.*

[181] Vgl. Mazzolini, Renato: Politisch-biologische Analogien im Frühwerk Rudolf Virchows, Marburg 1988, S. 55.

künftiger Ereignisse, die Möglichkeit eines theoretischen Konzeptes, das sich in praktische Politik umsetzen lässt. Die Hauptmerkmale der mechanischen Modelle war deren von äußeren Einwirkungen unabhängiges Funktionieren, die Durchschaubarkeit und Berechenbarkeit. Damit griff die Verwissenschaftlichung auch auf Bereiche der politischen Theorie und der politischen Sprache über. Ein eindrucksvolles Beispiel hierfür ist die Bezugnahme auf das Harveysche Modell der Blutzirkulation in der politischen und staatswissenschaftlichen Literatur seit dem 17. Jahrhundert.[182]

Man erkennt im Bild der Maschine Ansätze des im Entstehen begriffenen modernen Staates. Zwar bot die Metapher von der Staatsmaschine auch die Möglichkeit, diktatorische Herrschaftsformen zu legitimieren oder, wie Bismarcks Parlamentsreden zeigen, die politische Opposition zu disziplinieren. Sie wurde von den Autoren im 18. Jahrhundert jedoch meist dazu verwendet, den Herrscher auf seine politischen Pflichten und Führungsaufgaben hinzuweisen.[183]

Nach der Französischen Revolution veränderte sich mit den politischen Verhältnissen auch die Einstellung zum *Maschinenstaat*. Der Fürstenstaat des Absolutismus, der „im Sinne der Staatsräson die Glückseligkeit seiner Untertanen mit den Mitteln geometrisch exakter Planung herzustellen sucht"[184], wurde von allen Seiten attackiert. Die Metapher vom Staat als Maschine lieferte nunmehr das politiktheoretische Feindbild, das dabei half, gesellschaftlichen Gegenkonzepten ein strukturelles und sprachliches Fundament zu verleihen. Infolgedessen entstand die Dichotomie von Mechanismus und Organismus, die zuvor keineswegs in dieser Weise existiert hatte. Man ging dazu über, den Begriff der Maschine mit der Eigenschaft des Leblosen in Zusammenhang zu bringen, was bis in die heutige Zeit gültig geblieben ist.[185]

Die Zweckgerichtetheit der Maschine setzt voraus, dass alle Teile dem Impuls der so genannten Triebfeder beziehungsweise dem Staatsoberhaupt folgen müssen und somit keinerlei freiheitliche Entwicklung durchlaufen können. Um funktionstüchtig zu bleiben, müssen die einzelnen Bestandteile die ihnen zugedachten Aufgaben erfüllen und sich in den vorgegebenen Ablauf einfügen. Im Gegensatz zur organologischen Metaphorik erscheint der Staat als Maschine als lebloses Artefakt.[186]

---

[182] Vgl. Böckenförde, S. 557f.
[183] Vgl. Peil, Staats- und Herrschaftsmetaphorik, S. 594.
[184] Stollberg-Rilinger, Barbara: Der Staat als Maschine. Zur politischen Metaphorik des absoluten Fürstenstaats, in: Historische Forschungen, Bd. 30, Berlin 1986, S. 202.
[185] Vgl. Stollberg-Rilinger., S. 202f, S. 247.
[186] Vgl. Peil, Staats- und Herrschaftsmetaphorik, S. 575.

Die Gegner der Maschinenmetapher kritisierten vor allem die politische Einstellung, die jenem gegenständlichen Vergleich zugrunde lag. In diesem wird der Staat als ein vom Menschen geschaffenes endliches Konstrukt dargestellt, das jederzeit von diesem demontiert werden kann. Die Vorstellung vom Staat als *Maschine*, die aus vielen einzelnen Teilen zusammengesetzt ist, widersprach dem Prinzip der Ganzheit in der Romantik. Ebenso skeptisch betrachteten die Romantiker die in der Metapher enthaltene Hoffnung auf eine vernunftmäßige Bewältigung politischer Probleme. Sie widersprach ihrer Vorstellung vom Staat als mystische, über dem Menschen stehende Einrichtung.[187]

Entsprechend ihrem Aufkommen war auch die Ablehnung der Maschinenmetaphorik eng mit der Entwicklung der Wissenschaften verbunden. Im Laufe des 18. Jahrhunderts entstand die Biologie als neue Wissenschaft, wobei in ihr der Begriff *Organismus* deutlich von dem der *Maschine* unterschieden wurde. Den *Organismus*-Begriff sah man als allgemein gültiges, auch auf den Staat übertragbares Denkmodell.[188] Im Gegensatz zum *Maschinen*-Staat zeichnet sich der Staat als *Organismus* durch „die aktive Koexistenz der Teile innerhalb des Ganzen"[189] aus. Der entscheidende darin enthaltene Denkansatz sprach dem Staat eine ihm eigene Lebendigkeit und Fähigkeit zu Wachstum zu, womit gleichzeitig dessen Ursprung als durch Gott oder den Menschen gemachte Institution verneint wurde. Mit dem Begriff *Staatsorganismus* bezeichnete man in diesem Sinn das Zusammenspiel lebender Teile, die durch die gemeinsame Zielsetzung eine Einheit bilden.

Die mit der Maschinenmetaphorik einhergehende Idealvorstellung von Einfachheit und Klarheit in der Theorie der Natur konnte der Vielfalt der neuen Entdeckungen nicht mehr gerecht werden. Deutlich wurde dies in der Physiologie vor allem bei der Beschreibung der Entstehung der Körper aus den Keimen und bei der Erhaltung und Entstehung der Arten. In der darauf folgenden Zeit wurde der *Mechanismus* als universelle Theorie zunehmend eindringlicher in Frage gestellt. Der moderne Organismusbegriff spaltete sich aus den mechanistischen Denkmodellen ab und entwickelte sich allmählich zum Gegenbegriff von *Mechanismus*.[190]

Mazzolini stellt anhand sprachgeschichtlicher Untersuchungen der Begriffe *Organ*, *Organismus*, *organisieren* und *Organisation* im 18. und Anfang des 19. Jahrhunderts fest, dass der Begriff bereits im Verlauf des 18. Jahrhunderts einen tiefgehenden Bedeutungswandel durchlief. Am Anfang des 18. Jahrhunderts

---

[187] Vgl. Peil, S. 588f.
[188] Vgl. Ders., S. 593f.
[189] Mazzolini, S. 55.
[190] Vgl. Böckenförde, S. 558f.

verwendete man ihn nahezu synonym mit *Mechanismus*, wobei man in den ersten Jahrzehnten des 19. Jahrhunderts damit einen durch Einzelteile konstituierten Körper bezeichnete.[191]

Im Jahr 1727 bezeichnete Louis Bourguet die unterschiedlichen Grundlagen von Materie, die wir heute in organisch und anorganisch unterteilen würden, als *organisation*. Charles Bonnet erkannte im Körper ein kleines System, das wie das Universum aus Bestandteilen, die er *machinules* nannte, zusammengesetzt sei. Er bezeichnete ihn als *machine organique* und Pflanzen und Tiere als *corps organisés*, wobei er den Baum mit einer *société organique* verglich. Die Auffassung, dass es sich bei den *corps organisés* um lebendige, aus Teilen zusammengesetzte Körper handele, verfestigte sich in immer stärkerem Maße, obwohl es noch vereinzelt Stimmen gab, die den Begriff *Organisation* als bloßen mechanischen Verband einzelner Teile verstanden wissen wollten und diesen nicht ausschließlich mit dem lebendigen Körper in Zusammenhang brachten. Zwischen 1790 und 1810 ging man in Deutschland dazu über, *organisierte Körper* als *Organismen* zu bezeichnen und *Mechanismus* und *Organismus* als gegensätzlich zu definieren. Der Begriff *Organismus* fand nun auch außerhalb des naturwissenschaftlichen Sprachgebrauchs Verwendung.[192]

Das neue organizistische Staatsverständnis ging jedoch weniger auf die zueinander in Beziehung gesetzten Begriffe *Staat* und *Organismus* zurück, sondern vielmehr auf die damit neuerdings assoziierten Begriffe wie *Leben*, *Wachstum* und *Entwicklung*. Dadurch wurden Analogieschlüsse zwischen der medizinisch-naturwissenschaftlichen Fachsprache und den Sozialwissenschaften möglich. Die wachsende Bedeutung des neuen Begriffs *Organismus* sowohl in der Sozial- als auch in der Naturwissenschaft geht auf die lang andauernde Auseinandersetzung mit mechanizistischen Staatstheorien sowie mechanizistischen Darstellungen aus dem Bereich der Natur zurück.

2.5. Der Organismusbegriff in der Naturwissenschaft des 19. Jahrhunderts

Zu Beginn des 19. Jahrhunderts bewirkte die Verbesserung des optischen Instrumentariums und der histologischen Technik ein verstärktes Interesse an der Aufklärung der dem Leben zugrunde liegenden Mechanismen und stofflichen Ausgangssubstanzen. Dabei bezog man sich in der allgemeinen Physiologie und Biologie auf

---

[191] Vgl. Mazzolini, S. 57.
[192] Vgl. Ders., S. 59.

Begriffe wie *Elementarteilchen*, *Organismus* und *Lebenskraft*, die die Basis der Denk- und Herangehensweise in der Forschung bildeten.[193]

Von herausragender Bedeutung unter den zahlreichen Abhandlungen, die den Organismusbegriff behandeln, ist die Arbeit von Andreas Sniadezki, die 1821 in deutscher Übersetzung unter dem Titel *Theorie der organischen Wesen* erschien. An diesem Werk orientierte sich unter anderem Virchows Lehrer Johannes Müller, für den das Hauptmerkmal organischer Körper in der kontinuierlichen Aktivität ihrer einzelnen Teile bestand.

Mit großer Wahrscheinlichkeit beeinflusste auch der Arzt und Philosoph Rudolph Hermann Lotze, der in zwei Arbeiten aus den Jahren 1842 und 1843 seine Argumente gegen die Urzeugung und den *Vitalismus* darlegt, Virchows Auffassungen und Sprachfundus. Lotzes Ausführungen weisen zahlreiche sprachliche und inhaltliche Übereinstimmungen mit Virchows Schriften auf. Erstgenannter schreibt:

„Alles Organische ist eine bestimmte Form der Vereinigung des Mechanischen, und dadurch, dass es durch eine solche festgestellte Verbindung die Gegenwirkungen der einzelnen Theile in bestimmte Bahnen hineindrängt, erwirbt es sich dieses eigenthümliche Ansehen seiner Vorgänge, deren Regelmässigkeit sie von jenem andern ebenso mechanischen Geschehen abscheidet, das in zufällig zusammengerathenen Bestandtheilen sich etablirt.“[194]

Neben Müller und Lotze erlangte jedoch vor allem Theodor Schwann, der in seinen *Mikroskopischen Untersuchungen* eine Theorie der Zellen mit systematischen Ausführungen zu den Begriffen *Organismus*, *Zelle* und *Lebenskraft* aufstellt, große Wichtigkeit für die Ausformulierung und die inhaltliche Struktur von Virchows *Zellularpathologie*. In großen Teilen seiner Argumentation bezieht sich Virchow beinahe wörtlich auf Schwanns Darlegungen.[195]

Es existieren noch weitere Schriften, in denen Vergleiche zwischen dem tierischen Körper und dem Körper einer Republik gezogen wurden. Johann Christian Reil beschreibt in seiner Arbeit *Von der Lebenskraft* (1796) die wechselseitigen Beziehungen der einzelnen Teile des Organismus, wobei er diese, obgleich sie in einem Verband stünden, als weitgehend autonom betrachtet.

„Der thierische Körper ist gleichsam eine große Republik, die aus mehrern Theilen besteht, welche zwar sämmtlich in einem bestimmten Verhältniß gegen einander stehen und einzeln zur Erhaltung des Ganzen mitwirken; aber ein jeder Theil wirkt doch durch seine ei-

---

[193] Vgl. Mazzolini, S. 64.
[194] Lotze, Rudolph Hermann: Allgemeine Pathologie und Therapie als mechanische Naturwissenschaften, Leipzig ²1848, S. 9.
[195] Vgl. Mazzolini, S. 76.

genen Kräfte und besitzt seine eigene Vollkommenheit, Fehler und Gebrechen, unabhängig von den übrigen Gliedern des Körpers."[196]

Er betont dabei das Streben jedes einzelnen Teils nach der eigenen Vervollkommnung und die Möglichkeit der Krankheitsmanifestation an einzelnen Teilen, ohne dass der gesamte Organismus befallen sei. An dieser Stelle findet man auffällige Parallelen zu den Ansichten Virchows über die Lokalisation der Krankheit auf zellularer Ebene, wobei Reil noch von der Faser als kleinstem Baustein des Lebens ausging.[197] Als ein weiterer Vorläufer auf dem Gebiet politisch-naturwissenschaftlicher Metaphorik gilt der Botaniker Pierre-Jean-Francois Turpin, der Pflanzen als Zusammenschluss mehrerer blasenartiger Individuen bezeichnete und dafür den Begriff *individualités composées* gebrauchte. Bei der Beschreibung dieser konföderativen Einheiten griff er auf gesellschaftliche Analogien zurück.[198]

Schwanns Zellenlehre hatte zu Beginn der wissenschaftlichen Karriere Virchows eine programmatische Position eingenommen, wohingegen der Verbreitungsgrad der anderen erwähnten Arbeiten als weitaus geringer einzustufen ist. Dieser Sachverhalt erschwert die Einschätzung, inwieweit die anderen genannten zeitgenössischen Darstellungen Virchow bekannt waren. Wie gezeigt werden konnte, existierte bereits vor Virchows *Zellularpathologie* eine gewisse Tradition gesellschaftlicher Analogien auf dem Gebiet der Erforschung der kleinsten Bestandteile des Lebens und den mit diesen verbundenen Mechanismen.

Ein weiteres Beispiel für den Gebrauch gesellschaftlicher Analogien findet sich in der Bakteriologie vor allem nach deren Aufstieg Ende des 19. Jahrhunderts. Unter ihrem Einfluss veränderten sich nicht nur die Krankheitstheorie und die Vorgehensweise in der öffentlichen Gesundheitspflege, sondern auch das semantische Feld von Medizin und Krankheit. Die Identifizierung pathogener Mikroorganismen ermöglichte eine gegenständliche Vorstellung von Krankheit, obgleich nur die wenigsten Mediziner diese jemals selbst unter dem Mikroskop erblickt hatten. Dennoch waren die neuen Erkenntnisse bald auch unter medizinischen Laien allgemein bekannt.[199]

---

[196] Reil, Johann Christian: Über die Lebenskraft, in: Archiv für die Physiologie, Bd. 1, hrsg. v. J. C. Reil, Halle 1796, S. 105.
[197] Ders., S. 104f.
[198] Vgl. Mazzolini, S. 80.
[199] Vgl. Gradmann, Christoph: Bazillen, Krankheit und Krieg. Bakteriologie und politische Sprache im deutschen Kaiserreich, in: Berichte zur Wissenschaftsgeschichte. Organ der Gesellschaft für Wissenschaftsgeschichte, Bd. 19, Heft 1, hrsg. v. F. Krafft, Weinheim 1996, S. 84.

Im Zentrum des Krankheitsbegriffs der Bakteriologie stand die Personalisierung der Krankheit in der Gestalt des Bakteriums, das in kriegerischer Absicht den Organismus befällt. Die Aufgabe des Arztes bestand darin, einen erfolgreichen Kampf gegen die Mikroben zu führen und dadurch den Sieg über den Erreger zu erringen. Neben dem verwendeten Kriegs-Vokabular war für das neu gewonnene Krankheitsverständnis auch die fortschreitende Gleichsetzung von Krankheit und Bakterien charakteristisch, die Robert Koch durch seinen wissenschaftlichen Sprachstil vorantrieb. Für den Krankheitsverlauf existierte in dem mit Krieg assoziierten Wortfeld jedoch keine äquivalente Analogie. Der Krankheitsprozess verschwand vielmehr „zugunsten eines Bildes, in dem Krankheit im wesentlichen aus Angriff und Gegenangriff von Krankheitserregern und Ärzten besteht"[200]. Damit entstand die Vorstellung von Krankheit als einer Art Duell zwischen Ärzten und Bakterien, bei dem der Erkrankte als passiv Beteiligter in den Hintergrund tritt.

Da es sich bei der Metaphorisierung wissenschaftlicher Begriffe um einen Austauschprozess handelt, ist es nicht überraschend, dass die Popularisierung der Bakteriologie auch zu einer Übertragung bakteriologischer Begriffe auf die politische Sprache führte. Im politischen Diskurs verwendete man die Metapher von *Krieg* und *Kampf* zur Untermauerung der eigenen politischen Theorien und Ansichten und verlieh ihnen damit den Anschein von Wissenschaftlichkeit. Dadurch, dass man den politischen Gegner als *Mikrobe* oder *Bazille* titulierte, sprach man ihm ein natürliches Charakterdefizit zu und unterstrich die von ihm ausgehende Gefährdung der Ordnung. Die gegenseitige Durchdringung von Umgangs- und Wissenschaftssprache ist in diesem Fall ein Indikator des hohen Prestiges der Bakteriologie. Die entsprechende Terminologie war auch den Laien so geläufig, dass sie deren Bilder in ihre Vorstellungen der gesellschaftlichen Realität einfließen ließen. Dieser Vorgang ist typisch für erfolgreiche wissenschaftliche Konzepte. Sie tendieren dazu, in Nachbardisziplinen beziehungsweise in die Umgangssprache überzugehen. Folglich ist es sehr wahrscheinlich, dass der Aufstieg der Naturwissenschaften im 19. Jahrhundert in einem Zusammenhang mit der zeitgleichen Beliebtheit biologistischer Begriffe auch außerhalb der Naturwissenschaften steht.[201]

---

[200] Gradmann, S. 85.
[201] Vgl. Ders., S. 88f.

2.6. Organologische Metaphern im politischen Sprachgebrauch des 19. Jahrhunderts

In der ersten Hälfte des 19. Jahrhunderts war die Verwendung biologischer Metaphern in juristischen, historischen und philosophischen Schriften und in den politischen Diskussionen in der Frankfurter Nationalversammlung ein fester Bestandteil der verbalen Auseinandersetzung. Sowohl Konservative, gemäßigte Liberale, Radikale als auch Links- und Rechtshegelianer benutzten Begriffe wie *Staatsleben* und *Staatsorganismus*, um ihre Ansichten zu verdeutlichen. Im Vergleich dazu ist der zeitgleiche Gebrauch gesellschaftlicher Analogien in der Naturwissenschaft eher als vereinzelt auftretendes Phänomen zu betrachten.[202]

In den vierziger Jahren wurden mehrere Schriften veröffentlicht, in denen politische Entwicklungen mit organischen Vorgängen verglichen wurden. Zu deren Autoren zählen unter anderem Karl Salomo Zachariä, Johann Caspar Bluntschli und Lorenz von Stein. Sie alle hingen einer organizistischen Staats- und Geschichtsauffassung an. Die nachweislich weit reichende Verbreitung organizistischer Analogien lässt den Schluss zu, dass es sich dabei um einen Teil eines gemeinsamen Sprachfundus handelte, der auch einer breiteren Öffentlichkeit größtenteils geläufig war.[203]

In der Frankfurter Nationalversammlung besaßen die gemäßigten Liberalen, die mehrheitlich eine juristische Ausbildung durchlaufen hatten und dadurch mit der organizistischen Metaphorik vertraut waren, den größten Einfluss. Das spiegelte sich in ihren Diskussionsbeiträgen, in denen sie den Vergleich des Staates mit dem Organismus zur Bestärkung ihrer Ablehnung von revolutionären Tendenzen verwendeten. Es ging dabei um die dem Organismus innewohnende Fähigkeit zur eigenständigen, sukzessiven Entwicklung, die ohne äußere Eingriffe, nur durch sorgsame Pflege des bereits Vorhandenen, stattfinde. Den selbstregulativen Charakter des Organismus übertrugen die gemäßigten Liberalen auf die politischen Verhältnisse und untermauerten so ihre Zielsetzung einer harmonischen und in Bezug auf eigene Forderungen zurückhaltenden Zusammenarbeit zwischen Volk und Monarch.[204]

Aber auch die linken Gruppierungen verstanden es, den zu jener Zeit beliebten Vergleich mit dem Organismus für ihre Zwecke einzusetzen. Am 12. Dezember 1848 wurde heftig über die Einführung eines Vetorechts des Reichsoberhauptes

---

[202] Vgl. Mazzolini, S. 83.
[203] Vgl. Ders., S. 82f.
[204] Vgl. Ders., S. 84.

gestritten. Der Stuttgarter Anwalt Johann Friedrich Rödinger verwendete in seiner Ansprache die organizistische Metapher zur Befürwortung revolutionärer Umstürze und gegen die Einführung des Vetorechts. Er erkannte in jenem Vorhaben eine rückwärtsgewandte Entwicklung, die den Boden zur Ausbreitung despotischer Umtriebe bereite. Seine Darlegungen enthalten eine Verknüpfung von Analogien, die auf die Gleichsetzung der Revolution mit Naturereignissen hinauslaufen. Die Grundlage dieses Vergleichs stellt die Bewegung, der Fluss im Entwicklungsprozess, sowohl bei den Erscheinungen der Pflanzen- und Tierwelt wie auch in der Gesellschaft dar. Aufgabe der Politiker sei es, diese natürlichen Bewegungen durch geeignete Institutionen und durch die Möglichkeit zur freien Meinungsäußerung in geordnete parlamentarische Bahnen zu lenken. Rödinger benutzte hierbei den organologischen Vergleich, um zu untermauern, dass die Revolution die einzig effektive gesellschaftliche Bewegung sei.[205]

Die Analogie zwischen Staat und lebendem Organismus wurde in erster Linie dazu verwendet, die relative Eigenständigkeit des Staates zu betonen. Im Gegensatz zu den Theorien der Aufklärung im 18. Jahrhundert erlaubt der organologische Vergleich, den Staat als ein autonomes Wesen mit eigenem Lebensprinzip aufzufassen und dessen übergeordneten Zweck nicht mehr länger ausschließlich im Dienste des Individuums zu sehen. Wo eine äußere Kraft die Staatsmaschine antreibt, stammt diese beim Staatsorganismus aus ihm selbst. Des Weiteren enthält die organologische Analogie die staatsrechtliche Auffassung, dass sich die einzelnen Teile des Staates, die Bürger wie auch die einzelnen Interessengruppen, aktiv am Gesamtleben des Staates zu beteiligen haben und darüber hinaus, dass sie durch ihr lebendiges Zusammenwirken das Staatsleben erst hervorbringen. Damit wird das Staatsleben als ein kollektiver Bewusstseinsprozess aufgefasst, an dem die einzelnen Glieder beteiligt sind, wie auch die einzelnen Organe den Organismus konstituieren.[206]

Anhand der Darlegung der Grundzüge der Analogie zwischen Staat und Organismus wird deutlich, dass der Organismusbegriff vielfältig verwendet werden kann. Wie auch bei anderen Analogien liegt die Gefahr des Missbrauchs darin, dass Relationen in der Bildebene unkritisch auf reale Sachverhalte übertragen werden, um beispielsweise eine Handhabe gegen politische Gegner zu erlangen. So kann

---

[205] Vgl. Mazzolini, S. 89.
[206] Vgl. Coing, Helmut: Bemerkungen zur Verwendung des Organismusbegriffs in der Rechtswissenschaft des 19. Jahrhunderts in Deutschland, in: Biologismus im 19. Jahrhundert. Vorträge eines Symposiums vom 30. bis 31. Oktober 1970 in Frankfurt am Main, hrsg. v. G. Mann, Stuttgart 1973, S. 147f.

der Vergleich des politischen Herausforderers mit einem erkrankten Körperteil dazu führen, dass dieser als Gefahr für das Gemeinwohl betrachtet und seine Stellung als Politiker unterminiert wird.[207] Meyer merkt zur Eigentümlichkeit politischer Metaphern an:

„Organische und mechanische Metaphern sind möglich als kritische, als normative oder affirmative, als apologetische; sie treffen oft nicht die eigene Aussage, sondern gewinnen ihr Profil erst in der Abwehr einer (unterstellten) anderen Metaphorik (im Rahmen mechanisch-organisch) oder eines falsch erscheinenden gesellschaftlichen Zustandes."[208]

Virchow sah in der Möglichkeit, die Metapher des *Staatsorganismus* zur Unterdrückung des Volkes zu verwenden, eine Gefahr. Seines Erachtens konnte man sie allzu leicht als Beleg für die Abhängigkeit des Einzelnen vom staatlichen Gefüge deuten.[209]

3. Exkurs: Einzelne Vertreter der Körper-Staat-Metaphorik

3.1. Die Lehrfabel des Menenius Agrippa

Um die Originalität der politisch-organologischen Metaphern bei Virchow beurteilen zu können, ist es unerlässlich, den bereits vorhandenen Metaphernbestand in der Literatur zu untersuchen.

Der römische Geschichtsschreiber Titus Livius (* wohl 59 v. Chr. – ca. 17 n. Chr.) überliefert neben Anderen das Gleichnis des Konsuls Menenius Agrippa, welches ohne Zweifel ein sehr markantes Beispiel einer bereits in der Frühzeit der römischen Republik verwendeten Körper-Staat-Metaphorik ist. Der wohl wichtigste Wirkungsaspekt der Fabel besteht in der Hervorhebung der *concordia* als Antwort auf die innenpolitischen Auseinandersetzungen, die Roms Fortbestand bedrohten.[210] Die Fabel des Menenius Agrippa gilt darüber hinaus seit der Antike als Beweis für die Wirksamkeit rhetorischer Fertigkeiten.[211]

---

[207] Vgl. Peil, Staats- und Herrschaftsmetaphorik, S. 488.
[208] Meyer, S. 133.
[209] Vgl. dazu Kapitel III.6.
[210] Vgl. Berthold, Heinz: Die Metaphern und Allegorien vom Staatsschiff, Staatskörper und Staatsgebäude in der römischen Literatur der ausgehenden Republik und frühen Kaiserzeit, in: Antiquitas Graeco-Romana Ac Tempora Nostra, hrsg. v. J. Burian u. L. Vidman, Prag 1968, S. 101.
[211] Vgl. Peil, Dietmar: Der Streit der Glieder mit dem Magen. Studien zur Überlieferungs- und Deutungsgeschichte der Fabel des Menenius Agrippa von der Antike bis ins 20. Jahrhundert,

Im Jahr 494 v. Chr. zogen die Plebejer in der *secessio plebis* auf den heiligen Berg, den *mons sacer*, um die Patrizier, ihre Gegner im Ständekampf, zu politischen Zugeständnissen zu bewegen. Das Kampfmittel der *secessio plebis*, das die Plebejer anwandten, ist mit einem Streik vergleichbar, denn ohne Arbeitskräfte stagnierte das wirtschaftliche Leben Roms. Zudem war die Stadt ohne ihre Truppen, die die Plebejer bildeten, militärisch verwundbar. Die Stadtväter sahen ein, dass zur Sicherung des römischen Staates die abtrünnigen Plebejer wieder für das Gemeinwesen gewonnen werden mussten. Um den innerstaatlichen Konflikt beizulegen, schickte man den aus einfachen Verhältnissen stammenden Agrippa Menenius Lanatus als Unterhändler. Der Überlieferung zufolge bewegte der Konsul die Ausgezogenen mit dem Gleichnis vom Magen und den Gliedern zur Rückkehr in die Stadt.

Die Parabel lautet nach Livius folgendermaßen: Es gab eine Zeit, in der das Wesen des Menschen noch keine Einheit darstellte und die einzelnen Glieder jeweils einen eigenen Willen besaßen. Damals verdross es die Glieder, dass all ihre Mühe nur einzig dem Wohle des scheinbar untätigen Magens zugute kommen sollte.

„tempore quo in homine non ut nunc omnia in unum consentient, sed singulis membris suum cuique consilium, suus sermo fuerit, indignatas reliquas partes sua cura, suo labore ac ministerio ventri omnia quaeri, ventrem in medio quietum nihil aliud quam datis voluptatibus frui."[212]

Die Glieder des Körpers verabredeten daraufhin, sich gegen den Magen zu verschwören, ihn auszuhungern und dadurch zu bezwingen: Die Hände sollten keine Speisen mehr zum Mund führen, der Mund die Speisen verweigern und die Zähne nichts mehr zerkleinern. Dadurch geriet nun aber der gesamte Körper einschließlich der Glieder an den Rand völliger Entkräftung.

„inde apparuisse ventris quoque haud segne ministerium esse, nec magis ali quam alere eum, reddentem in omnes corporis partes hunc quo vivimus vigemusque, divisum pariter in venas maturum confecto cibo sanguinem."[213]

---

in: Mikrokosmos. Beiträge zur Literaturwissenschaft und Bedeutungsforschung, Bd. 16, hrsg. v. W. Harms, Frankfurt am Main /Bern /New York 1985, S. 8ff.

[212] Titus Livius: Ab urbe condita, Liber II, hrsg. v. M. Giebel, Stuttgart 1999, 32, 9.

[213] Livius, II, 32,11.

Durch den Vergleich zwischen dem ungerechtfertigten Aufstand gegenüber dem Magen, der sich als der eigentliche Ernährer der Glieder des Körpers entpuppt hatte, und der Auflehnung der *plebs* gegen die *patres*, konnte Menenius Agrippa die Abtrünnigen überzeugen, ihr Unternehmen abzubrechen. In der Folge begann man mit den Verhandlungen über eine Aussöhnung. Den Plebejern wurde das Recht auf eigene Beamte, zwei so genannte Volkstribune, zugesprochen. Diese sollten den Plebejern in Zukunft Schutz vor willkürlichen Forderungen der Konsuln bieten.[214]

Die Fabel besitzt ein breites Deutungsspektrum und taucht bis in Virchows Zeit in gänzlich unterschiedlichen Argumentationszusammenhängen auf. So erwähnt Bismarck die Agrippa-Fabel in einer Reichtagsdebatte von 1879 über die Überweisung von Zollüberschüssen an die Einzelstaaten. Er sieht das Reich und die Einzelstaaten *„in der Lage, etwa umgekehrt von der bekannten Fabel des Menenius Agrippa, wo die Glieder sich beklagten und den Magen nicht mehr ernähren wollten, da er seinerseits nichts thäte"[215]*. Bismarck kritisiert das Reich, dessen Verwaltungsorgane sich über die Weiterleitung von Zollüberschüssen noch nicht einig geworden sind, und vergleicht es mit dem Magen, der *„bisher seine Schuldigkeit verweigert hat, den Gliedern die Nahrung, die sie zu ihrem Bestehen notwendig haben, zufließen zu lassen"[216]*. Peil erkennt in der Umkehrung der Fabel eine Möglichkeit für Bismarck, die direkte Verantwortlichkeit für den Misstand zu verschleiern und „eine distanzierte Position zu beziehen"[217].

Im Gegensatz dazu verwendet der Reichskanzler die Fabel in seiner Argumentation für den staatlichen Aufbau einer Alters- und Invalidenversicherung 1887 im Sinne der Tradition.

„Wie jeder lebendige Organismus an der Erhaltung und dem Wohlbefinden eines jeden seiner Glieder ein vitales Interesse hat, so hat auch die zum Staat gefügte Gesamtheit aller Stände und Berufszweige ein Interesse daran, daß jeder einzelne – insbesondere auch Industrie und Landwirtschaft – gedeihe, und darf sich nicht scheuen, dafür Opfer zu bringen."[218]

---

[214] Vgl. Peil, Streit, S. 9; vgl Livius, II, 33,1.
[215] Otto von Bismarck, Die Ueberweisung der Zollüberschüsse an die Einzelstaaten, 9.7.1879, in: Vollständige Sammlung der parlamentarischen Reden Bismarcks seit dem Jahre 1847, Bd. 10, hrsg. v. W. Böhm, A. Dove, Berlin /Stuttgart 1889, S. 195.
[216] Ders., S. 195.
[217] Peil, Streit, S. 197.
[218] Otto von Bismarck, Aus einem Votum an das Staatsministerium, 11.9.1887,in: Bismarck und der Staat. Ausgewählte Dokumente, hrsg. v. H. Rothfels, Darmstadt [3]1958, S. 380.

Es wird deutlich, dass die Fabel in den unterschiedlichsten Zusammenhängen zur Untermauerung politischer Ansichten verwendet wurde. Dabei verlieh sie sogar gegensätzlichen Staatsvorstellungen ein Fundament.[219] Der Streit der Glieder mit dem Magen veranschaulicht nicht nur die Notwendigkeit politischer Subordination zugunsten der Herrschenden, sondern kann gleichsam durch den maßgeblichen Einfluss der einzelnen Glieder auf den Gesamtzustand des Körpers als Kritik am Obrigkeitsstaat ausgelegt werden.[220]

Dennoch weist die Fabel vom Magen und den weiteren Gliedern des Körpers im Gegensatz zu den von Virchow verwendeten biologisch-gesellschaftlichen Analogien eine „oligarchische Körper-Staat-Metaphorik"[221] auf. Ohne die Versorgung des Körpers durch die Nahrungsverwertung des Magens, dem alle übrigen Körperbestandteile in diesem Bild zuarbeiten, gibt es keine Existenzgrundlage für die übrigen Glieder. Der Magen wird als zentrale Schaltstelle des Organismus zur Bereitstellung des lebensnotwendigen Blutes für alle Organe bezeichnet und nimmt damit eine übergeordnete Position ein.

3.2. Das organologische Staatsmodell bei Johannes von Salisbury

Johannes von Salisbury besitzt als Teilnehmer an den politischen Auseinandersetzungen wie auch am geistigen Leben des europäischen 12. Jahrhunderts eine Schlüsselposition. Von großer Bedeutung ist dabei die Abhandlung *Policraticus sive de nugis curialium et vestigiis philosophorum*, die als Fürstenspiegel Anleitung zum tugendhaften Handeln für Herrscher gab und weite Verbreitung fand. Der Inhalt der 8 Bücher basiert sowohl auf der Auseinandersetzung mit den Schriften der heidnischen Antike als auch auf den politischen Erfahrungen, die der Humanist und Sekretär des Erzbischofs von Canterbury in aktuellen Auseinandersetzungen sammelte und die er gemäß seinen ethischen Vorstellungen für sein Werk verwendete.[222] Entsprechend seines Erfahrungshorizontes beziehen sich die Darlegungen

---

[219] Vgl. Berthold, S. 102.

[220] Vgl. Peil, Streit, S. 201.

[221] Eckart, Wolfgang: Rudolf Virchows „Zellenstaat" zwischen Biologie und Soziallehre, in: Die Geheimnisse der Gesundheit. Medizin zwischen Heilkunde und Heiltechnik, hrsg. v. P. Kemper, Frankfurt am Main/Leipzig 1994, S. 244.

[222] Vgl. Martin, Janet: Uses of Tradition: Gellius, Petronius, and John of Salisbury, in: Viator. Medieval and Renaissance Studies, Bd. 10, hrsg. v. H. Birnbaum u. a., Berkeley u. a. 1979, S. 57.

auf das Modell einer Koexistenz von Kirche und Reich, in dem die beiden Kontrahenten ihre jeweiligen Funktionen in Einklang miteinander ausführen.[223]

Das Werk ist für die vorliegende Arbeit insofern von großer Tragweite, als Johannes von Salisbury darin eine von der zuvor beschriebenen „corpus Christi"-Theologie zu unterscheidende, eigene politische corpus-Metaphorik entwirft.[224]

Er konfrontiert seine Zeitgenossen im Policraticus mit einem Vergleich, der keineswegs neuartig war. Dennoch gebührt ihm das Verdienst, die Metapher von Körper und Staat zu einer umfassenden Analogie ausgeweitet und damit zur allgemeinen Etablierung dieses gedanklichen Modells beigetragen zu haben. Dabei greift er in verschiedenen Kapiteln des Buches erneut einzelne Bereiche des Bildes auf und beschreibt auf diese Weise in bis zum damaligen Zeitpunkt unbekannter Ausführlichkeit die Aspekte seiner Staatstheorie.

Die Aufteilung der einzelnen Komponenten, aus denen sich der Staat zusammensetzt, weist eine hierarchische Struktur auf. Das Haupt bildet der Herrscher, dessen Untergebene in Übereinstimmung mit ihrem sozialen Rang bestimmte Funktionen im gesellschaftlichen Gefüge übernehmen. Es überrascht nicht, dass Johannes von Salisbury dabei die höchste Position im corpus rei publicae der Geistlichkeit zuspricht, womit er diese mit dem spiritus des Organismus gleichsetzt. Dieser entspricht dem Atem beziehungsweise der Seele und obgleich unsichtbar, ist er doch Voraussetzung für die Lebendigkeit des Staatskörpers.[225] Das Herz vergleicht er mit dem Senat, in dem sowohl schlechte als auch gute Entwicklungen ihren Anfang nehmen. Die Richter und Statthalter finden ihre organischen Entsprechungen in den Augen, Ohren und der Zunge. Die Beamten stellen die unbewaffneten, die Soldaten die bewaffneten Hände dar, wobei die Finanzbeamten mit dem Magen gleichgesetzt werden, in dem Krankheiten entstehen können, wenn diese die aufgenommene Nahrung, die dem von den Bürgern entrichteten Geld entspricht, für sich einbehalten. Möglicherweise geht der Vergleich zwischen Magen und Fiskus auf die Agrippa-Fabel zurück.[226]

---

[223] Vgl. Guth, Klaus: Johannes von Salisbury (1115/20-1180). Studien zur Kirchen-, Kultur- und Sozialgeschichte Westeuropas im 12. Jahrhundert, St. Ottilien 1978, S. 3f, S. 13f; vgl. Martin, S. 58.

[224] Vgl. Böckenförde, S. 544.

[225] Vgl. Camille, Michael: The King's New Bodies: An Illustrated Mirror for Princes in the Morgan Library, in: Künstlerischer Austausch. Artistic Exchange. Akten des XXVIII. Internationalen Kongresses für Kunstgeschichte Berlin, Bd.2, 15. – 20. Juli 1992, hrsg.v. T. Gaehtgens, S. 395.

[226] Vgl. Johannes Saresberiensis: Policratici sive de nugis curialium et vestigiis philosophorum libri VIII, Bd. 1, hrsg. v. C. Webb, Oxford 1909, S. 280f.

Die Füße des Staatskörpers bilden die Bauern und Handwerker. Sie sind nicht nur etlichen Hindernissen, sondern auch dem gesamten Gewicht des Organismus ausgesetzt und bedürfen demnach dem besonderen Schutz der Staatsgewalt.[227] Dieses Bild erweitert Johannes von Salisbury insofern, dass er es auch auf den Staat unter der Tyrannenherrschaft anwendet, der aus denselben Bestandteilen zusammengesetzt ist, die jedoch in negativer Ausgestaltung vorliegen.[228] In den Ausführungen über den Herrscher vergleicht Johannes von Salisbury unter dem Verweis auf Platon die Folgen einer Tyrannenherrschaft mit denen einer Krankheit.

Darüber hinaus beschreibt er die Schwierigkeiten, die mit den Funktionen und Ansprüchen an die einzelnen Mitglieder des Staatskörpers einhergehen. Dabei erweitert er die Analogie zwischen dem Herrscher und dem Kopf um einen wesentlichen Gesichtpunkt: Hatte er zu Anfang dieses Bild noch lediglich in der Absicht, die hierarchische Überlegenheit des Herrschers zu untermauern, verwendet, verbindet er damit nun zusätzlich dessen Verantwortlichkeit für seine Untertanen:

„Rem namque publicam frui iure pupilli percelebre est, et eam tunc demum recte procedere, cum caput eius se inutile esse cognoscit, nisi fideliter membris cohereat."[229]

Johannes' von Salisbury zentrale Position innerhalb der Tradition der Körper-Staat-Metaphorik basiert einerseits auf der detaillierten Ausformulierung des Vergleichs zwischen Körper und Staat, andererseits auf der strukturellen Umgestaltung, durch die er der Analogie eine neue Bedeutung hinzufügt. Erst im *Policraticus* wird die Wichtigkeit der untersten Schichten explizit hervorgehoben und mit dem Aufruf zu gegenseitiger Hilfeleistung gekoppelt. Damit geht er über eine bloße Beschreibung der politischen Gegebenheiten hinaus. Die bisher übliche Belehrung der Fürsten, wie sie in den traditionellen Fürstenspiegeln zu finden ist, wird im *Policraticus* zu einer „moralisierenden Gesellschaftslehre ausgeweitet [...], die dann wiederum mit einer allgemeinen Ethik verbunden wurde"[230]. Johannes von Salisbury macht sich das Bild der natürlichen Ordnung des Organismus zunutze, indem er es als Rechtfertigung für seine Vorstellungen zur Gestaltung des Staatswesens hinzuzieht.[231]

---

[227] Vgl. Saresberiensis, Bd. 1, S. 282f.
[228] Vgl. Ders., Bd. 2, S. 348f.
[229] Ders., Bd. 1, S. 308.
[230] Kerner, Max: Johannes von Salisbury und die logische Struktur seines *Policraticus*, Wiesbaden 1977, S. 134f.
[231] Vgl. Ders., S. 182f.

Seine Darstellung stand in Einklang mit dem damaligen Stand der medizinischen Theorien zur Funktionsweise des menschlichen Organismus. Man betrachtete den Kopf als zentrales Organ des Körpers, dem eine gewisse Anzahl untergeordneter *membra principalia* untersteht, die wiederum von der Tätigkeit anderer Organe abhängig sind.

Johannes von Salisbury verweist auf die Bedeutung aller Stände und Klassen, die erst durch gegenseitige Unterstützung die Funktion des Staatsorganismus gewährleisten können. Dem Klerus spricht er dabei die Aufgabe zu, den weltlichen Herrscher zu unterstützen. Die dabei vertretene Konzeption von Gesellschaft basiert auf der Existenz eines geistlichen und eines weltlichen Oberhauptes, denen gleichermaßen die Sorge um das Gemeinwohl auferlegt ist.[232] Johannes von Salisbury spricht jedem Mitglied der Gesellschaft eine ihm eigene Aufgabe zu, in deren Ausführung er wiederum von der Mithilfe der anderen abhängig ist. Dabei unterstreicht er die Bedeutung aller Berufstände, auch der niedrigsten, zur Erlangung des Gemeinwohls.[233]

3.3. Der *Leviathan* als *artificial man* bei Thomas Hobbes

Vor dem Hintergrund des Bürgerkriegs begann Thomas Hobbes im Jahr der Hinrichtung des englischen Königs Charles I. 1649 mit der Niederschrift seines Hauptwerkes *Leviathan*. Mit den der Bibel entliehenen Bezeichnungen *Leviathan* und *Behemoth* charakterisiert Hobbes zwei Formen des menschlichen Zusammenlebens: Der *Leviathan* symbolisiert als mythisches Seeungeheuer die übermächtige Staatsgewalt, wohingegen *Behemoth* in seiner nicht minder Furcht einflößenden Gestalt für den Naturzustand des Menschen steht. Dieser zeichnet sich laut Hobbes durch Chaos, zwischenmenschliche Gewalt und Missgunst aus. Der Mensch im Naturzustand lebt in ständiger Angst vor seinen Mitmenschen, die mit dem Ziel der Machtsteigerung und der Selbsterhaltung das Eigentum und die Sicherheit des Anderen bedrohen.[234]

In seiner Darlegung geht Hobbes den Weg der neuzeitlichen Wissenschaft. Er verwendet Erkenntnisse aus dem Bereich der Physik, das Modell der Bewegung

---

[232] Vgl. Liebeschütz, Hans: John of Salisbury and Pseudo-Plutarch, in: Journal of the Warburg and Courtauld Institutes, Bd. 6, hrsg. v. R. Wittkower u. a., London 1943, S. 33.

[233] Vgl. Struve, Bedeutung und Funktion des Organismusvergleichs, S. 309f; vgl. Kerner, Max: Natur und Gesellschaft bei Johannes von Salisbury, in: Soziale Ordnungen im Selbstverständnis des Mittelalters, Bd. 12/1, hrsg. v. A. Zimmermann, S. 187.

[234] Vgl. Tuck, Richard: Hobbes, Freiburg u. a. 2007, S. 90f.

von Körpern, um die Beziehungen der Menschen untereinander zu beschreiben. Alle Körper bestehen aus Materie, wobei jegliche Wechselwirkungen untereinander den Gesetzen von Ursache und Wirkung unterliegen. Ihre Bewegung bleibt erhalten, solange keine äußeren Einflüsse auf sie einwirken. Die dem Menschen spezifisch zugesprochene Form des Bewegungserhalts liegt laut Hobbes in deren Trieb zur Selbsterhaltung beziehungsweise deren Streben nach Macht.[235]

Im Gegensatz zu Aristoteles setzt Hobbes die Gleichheit aller Menschen voraus. Dabei handelt es sich jedoch nicht etwa um politische Ebenbürtigkeit, sondern um die grundsätzliche Gleichheit der Menschen im Naturzustand außerhalb einer gesellschaftlichen Ordnung.[236] Die lauernde Gefahr, eines gewaltsamen Todes zu sterben, betrifft laut Hobbes jeden Einzelnen und begründet die grundsätzliche Gleichartigkeit menschlichen Daseins.[237] Hobbes verneint damit die Existenz einer tragfähigen, natürlichen Ordnung der Gesellschaft. Für ihn ist der Naturzustand des Menschen mit dem Krieg aller gegen alle gleichzusetzen.

Der Mensch besitzt dem zufolge die Möglichkeit, mittels seiner Vernunft Rahmenbedingungen zu schaffen, die seine Existenz sichern. Die Garantie der Gesetze, die auf gegenseitiger Einschränkung und Verpflichtung basieren, „liegt in der Übertragung ihrer gesamten Macht und Stärke auf einen Menschen oder eine Versammlung von Menschen, die ihre Einzelwillen durch Stimmenmehrheit auf einen Willen reduzieren können"[238]. Der Mensch kann sowohl in seinen vielfältigen Kunstfertigkeiten als auch in der Staatsgründung den göttlichen Schöpfungsakt nachahmen. Indem er den Staat gründet, ruft er den *Levithan* als *artificial man* ins Leben.

Hobbes beschreibt in der Einleitung des *Leviathan* die einzelnen heterogenen Elementen, aus denen der Staat zusammengesetzt ist: Die Seele, die den Körper erst lebendig macht, ist die Souveränität (*sovereignty*); die Ratgeber oder Politiker (*counsellors*) entsprechen dem Gedächtnis; die Beamten sind die Glieder, wobei ein System aus Belohung und Strafe alle Glieder zur Ausführung ihrer Aufgaben veranlasst. Diese Impulse setzt Hobbes mit den *nerves* gleich. Die Gesetze, die im Dienste der Gerechtigkeit stehen, sind mit dem Willen und dem Verstand gleichzusetzen. Friede bedeutet Gesundheit, Krieg ist mit Tod und materieller Wohlstand mit körperlicher Kraft gleichzusetzen.[239]

---

[235] Vgl. Schelsky, Helmut: Thomas Hobbes. Eine politische Lehre, Berlin 1981, S. 87f.
[236] Vgl. Ders., S. 335.
[237] Vgl. Meyer, S. 136.
[238] Ders., S. 134.
[239] Vgl. Hobbes, Thomas: Leviathan oder Stoff, Form und Gewalt eines kirchlichen und bürgerlichen Staates, Frankfurt 1984, S. 194, S. 5f.

Hobbes verwendet auch die Blutkreislauf-Metapher zur Beschreibung seines Staatsmodells:

„Mit Hilfe dieser Maßstäbe können alle Waren, ob beweglich oder unbeweglich, einen Menschen an alle Orte seines Aufenthalts innerhalb oder außerhalb seines gewöhnlichen Wohnsitzes begleiten, und sie wandern innerhalb des Staates von Mensch zu Mensch und ernähren auf ihrem Umlauf jeden Teil, den sie berühren. Insofern ist diese Verarbeitung gewissermaßen der Blutkreislauf des Staates, denn das natürliche Blut entstand auf die gleiche Weise aus den Früchten der Erde und ernährt durch Zirkulation unterwegs jedes Glied des menschlichen Körpers."[240]

Auf dem Titelblatt der Originalausgabe von Hobbes' *Leviathan or the Matter, Forme and Power of a Commonwealth Ecclesiasticall and Civil* von 1651 sind die Eigenschaften, die der Autor dem Leviathan zuspricht, in einer eindrucksvollen Allegorie dargestellt. Der „sterbliche Gott", dessen Gestalt sich über Stadt und Land erhebt, trägt die Insignien weltlicher Macht. Dabei zeichnet er sich durch zwei Merkmale aus: Er besitzt eine Furcht erregende Größe und einen Leib, der sich aus menschlichen Körpern zusammensetzt.[241] Die Menschen stehen so dicht beieinander, dass sie eine Einheit zu bilden scheinen, die der zusammenhängenden Körpermasse des Souveräns entspricht. Sie gruppieren sich, „als wären sie einzelne Zellen oder auch Elemente eines Schuppenpanzers"[242].

Jede der Personen steht jedoch frei für sich selbst. Allen gemein ist der nach oben gerichtete Blick auf den Kopf des *Leviathan*. Sein Haupt ist der einzige Körperteil, der nicht aus Personen zusammengesetzt ist. Damit weist Hobbes auf die zwei prozessualen Phasen der Staatsbildung hin: An deren Anfang steht der Zusammenschluss einzelner Individuen, die eine Einheit bilden. Als Einheit bestimmen sie gemeinsam ein Staatsoberhaupt, dem sie die Herrschaft übertragen.[243] Hobbes unterstreicht damit seine Auffassung vom Menschen als Individuum, das unabhängig von der Gesellschaft betrachtet werden muss. In dieser Funktion ist der einzelne Mensch nicht nur jeglicher politischen Ordnung, sondern darüber hinaus auch jeder sozialen Interaktion vorgeschaltet, es gilt „die Priorität des Teiles vor dem Ganzen"[244].

---

[240] Vgl. Hobbes, S. 194.
[241] Vgl. Camille, S. 393.
[242] Bredekamp, Horst: Thomas Hobbes. Der Leviathan. Das Urbild des modernen Staates und seine Gegenbilder 1651-2001, Berlin 2003, S. 76.
[243] Vgl. Malcolm, Noel: Aspects of Hobbes, Oxford 2002, S. 223.
[244] Riedel, Manfred: Zum Verhältnis von Ontologie und politischer Theorie bei Hobbes, in: Hobbes-Forschungen, hrsg. v. R. Koselleck und R. Schnur, Berlin 1969, S. 113.

Bereits Galileo und Harvey, deren Methode Hobbes große Anerkennung entgegenbrachte, postulierten, dass zur Aufdeckung eines Systems beziehungsweise Prozesses eine Zerlegung und Analyse der einzelnen konstituierenden Komponenten stattfinden müsse. In einem daran anschließenden Arbeitschritt müsse man die gefundenen Einzelteile innerhalb einer Theoriebildung wieder aufnehmen, indem man deren Zusammenhänge darlege. In Einklang mit diesen Forderungen beschreibt Hobbes die Natur eines funktionierenden Staatswesens als Vereinigung von Individuen gleicher Interessen, die Vereinbarungen treffen und dem Souverän zum eigenen Schutz die absolute Autorität übertragen.[245]

Die bildliche Darstellung des *Leviathan* reiht sich in eine bereits bestehende Tradition von Kompositbildern, die zum größten Teil in Form religiöser Propagandabilder zur Denunziation des Gegners zum Einsatz kamen. Von diesen unterscheidet sich der *Leviathan* jedoch durch die Verbindung des einheitlichen Kopfes mit dem aus vielen einzelnen Wesen zusammengesetzten Leib. Ein Vorgänger dieser speziellen organischen Auffassung vom Staatskörper ist die anthropomorphe Staatstheorie, die Johannes von Salisbury im 12. Jahrhundert begründete. In ihr beschreibt dieser den Herrscher als Haupt und die Soldaten beziehungsweise Beamten als Hände eines Körpers, wobei er betont, dass die untergeordneten Teile einer strengen Führung durch den Kopf bedürfen. Hobbes verwendet Grundzüge dieses staatstheoretischen Konzepts, geht aber insofern noch darüber hinaus, als er den Souverän nicht lediglich als Summe seiner einzelnen Teile beziehungsweise Bürger auffasst. Bredekamp schreibt darüber:

„Aus diesem Grund ist der Kopf des Leviathan unverstellt herausgehoben, während sein Leib restlos aus den einzelnen Personen gebildet wird. Er ist mehr als die Summe seiner Körperzellen."[246]

Die Vielheit der Einzelglieder, aus denen der *Leviathan* besteht, wird durch den Souverän, der sie zum Kopf hin ausrichtet und schützend über ihnen steht, zur Einheit des „sterblichen Gottes".[247] Hobbes war darum bemüht, die Künstlichkeit des Konstruktes Staat hervorzuheben. Dabei verglich er die Staatsbildung mit dem göttlichen Schöpfungsakt und äußerte gleichzeitig Kritik an einer Körper-Staat-Metaphorik, die den Staat als natürlich entstandenes, organisches Wesen erschei-

---

[245] Vgl. Hampton, Jean: Hobbes and the Social Contract Tradition, Cambridge u. a. 1986, S. 6f.
[246] Bredekamp, S. 81.
[247] Vgl. Malcolm, S. 223f.

nen lässt.[248] Hobbes' organologisches Gesellschaftsmodell stellt den Staat nicht primär als Körper, sondern als Schöpfung dar. Der Staat ist der künstliche Mensch. Vor dem Hintergrund der Geschichte der Analogiebildung zwischen Körper und Staat sollen im folgenden Kapitel gesellschaftlich-biologische Metaphern in Virchows Zellularpathologie unter besonderer Beachtung wiederkehrender Einzelaspekte und ihrer Funktion untersucht werden.

---

[248] Vgl. Riedel, S. 107.

III. Zellularpathologie: biologische und politische Inhalte

1. Einordnung in den wissenschaftsgeschichtlichen Kontext

Der Begriff der Zelle wurde von Robert Hooke in der zweiten Hälfte des 17. Jahrhunderts geprägt. Dieser nahm Untersuchungen an Korkgewebe vor, wobei er darin so genannte *little boxes* entdeckte, deren Aufbau ihn dazu veranlasste, einen Vergleich der gefundenen Struktur mit Honigwaben vorzunehmen. In seinem Werk *Micrographia* beschreibt Hooke Wände und Hohlräume der Zellen, die er *cellulae* (Kämmerchen) nannte. Über die biologische Bedeutung der zellulären Strukturen sagten diese morphologischen Beschreibungen aber noch nichts aus.[249] Trotz einiger weiterer bedeutsamer Arbeiten, wie beispielsweise denjenigen von Marcello Malpighi (1675, 1679) über Blutkörperchen, beherrschte im 17. und 18. Jahrhundert die so genannte Fasertheorie die wissenschaftliche Diskussion. Man war noch weit davon entfernt, die Zelle als strukturelles Element und Funktionsträger des tierischen und pflanzlichen Organismus anzuerkennen. Erst im 19. Jahrhundert verdrängte die Vorstellung von einem zellulären Aufbau des Körpers die bisher geltende Lehre von der Faser als grundlegendem Strukturelement.[250]

In der Botanik gab es bereits seit Beginn des 19. Jahrhunderts eine ausgeprägte Zellenlehre. Man nahm zum damaligen Zeitpunkt an, dass pflanzliche Gewebe aus Zellen, Fasern und Gefäßen aufgebaut seien. Letztgenannten sprach man die Eigenschaft zu, eine gewisse Peristaltik zu bewirken und so die Zirkulation der Pflanzensäfte ähnlich dem tierischen Blutkreislauf zu gewährleisten. Johann Jakob Moldenhauer veröffentlichte 1812 die Arbeit *Beiträge zur Anatomie der Pflanzen*, in der er die Pflanzenzelle als ein selbständiges, von einer Membran umgebenes Gebilde beschreibt. Es war ihm im Vorfeld gelungen, durch Mazeration von Gewebeteilen einzelne Gefäße und Zellen zu isolieren. Franz Julius Ferdinand Meyen führte die Untersuchungen Moldenhauers weiter. Auch er erkannte in der Zelle einen von einer Membran umschlossenen Raum, wobei er betonte, dass Wachstum ausschließlich auf der Grundlage von Zellteilung erfolge. Hierbei konnte er an die Forschungsergebnisse der beiden französischen Botaniker Barthélemy Charles

---

[249] Vgl. Junker, Thomas: Geschichte der Biologie. Die Wissenschaft vom Leben, München 2004, S. 71.

[250] Vgl. Kirsche, Walter: Die Zellenlehre im Lichte der modernen Forschung, historischer Überblick und heutige Bedeutung, in: Hippokrates. Wissenschaftliche Medizin und praktische Heilkunde im Fortschritt der Zeit, 33. Jahrgang, Heft 7, 15. April 1962, S. 274.

Joseph Dumortier (1797-1878) und Charles Francois Antoine Morren (1807-1858) anknüpfen, die die Zellteilung bei Algen nachgewiesen hatten. Als weiterer Vorgänger bei der Entstehung einer umfassenden Zellenlehre muss Hugo von Mohl (1805-1872) genannt werden, der in seiner Dissertation *Über die Vermehrung von Pflanzenzellen durch Theilung* (1835) ebenfalls am Beispiel der Algen alle Phasen der Zellteilung darlegt.[251]

Von herausragender Bedeutung für die Grundlagen einer Zellenlehre sind zweifelsohne die Forschungsergebnisse, die Johannes Müller und Johannes Evangelista Purkinje lieferten. Bei Purkinje findet man eine stärkere Schwerpunktsetzung bezüglich der stofflichen Grundlage von Zellen gegenüber dem im Allgemeinen vorherrschenden Interesse an deren Morphe. Der Breslauer Forscher prägte den Begriff *Protoplasma* und entdeckte mit Valentin in der folgenden Zeit die Flimmerbewegung der Epithelzellfortsätze, die beide jedoch noch auf die Aktivität von Fasern zurückführten (1835). In einer weiteren Arbeit bezeichnet Purkinje die Zellen, die er im Drüsengewebe feststellte, als *Körnchen*, woraus er jedoch keine allgemeinen Schlussfolgerungen zog. Trotz der punktuellen Aufdeckung zellulärer Strukturen entbehrten die genannten Ergebnisse noch der Einsicht, dass es sich bei der Zelle um ein allgemeines Bauelement des tierischen und pflanzlichen Körpers handelt. Ein weiteres Forschungsfeld, auf dem Bedarf nach neuen Erkenntnissen bestand, war die Vermehrung der Zelle.[252]

Die Entdeckung des Zellkerns durch Robert Brown (1773-1858) im Jahr 1831 veranlasste Matthias Jacob Schleiden zu der Annahme, dass die Zellkerne mit der Vermehrung der Zelle in Zusammenhang stehen könnten, woraufhin er sie aufgrund ihrer Funktion als Zellbildner *Cytoblasten* nannte. Er glaubte, dass die Verdichtung winziger Schleimpartikel im Zellkern der erste Schritt zur Entstehung neuer Zellen sei. Danach entstehe das Kernkörperchen durch granulöse Koagulation und verdichte sich letztlich zum vollständigen Kern. Damit lenkte Schleiden den Blick auf den Zellkern und seine Bedeutung bei der Entstehung der Zellen. Er erkannte ein einheitliches Bildungsprinzip aller Zellen unabhängig von deren späteren Funktion. In seiner ersten Arbeit aus dem Jahr 1838 verglich Schleiden die Entstehung der Zelle noch nicht mit einer Kristallisation, jedoch lag dieser Vergleich anhand seiner Schilderung der chemischen und physikalischen Beschaffenheit des Zellinhalts nahe. Schwann griff diese Analogie in der Folgezeit auf.[253]

---

[251] Vgl. Geus, Armin: Zoologische Disziplinen, in: Geschichte der Biologie. Theorien, Methoden, Institutionen, Kurzbiographien, hrsg. v. I. Jahn, Jena u. a. ³1998, S. 342.
[252] Vgl. Kirsche, S. 274.
[253] Vgl. Geus, S. 343.

In seiner Schrift *Beiträge zur Phytogenesis* (1838) erläutert Schleiden die Grundzüge der Zelldifferenzierung und seine Auffassung der Abläufe während der Zellgenese, wobei sich seiner Ansicht nach die Entstehung einer Tochterzelle im Zellinneren, dem so genannten *Cytoblastem*, durch eine Art Kristallisation vollziehe. Obwohl sich diese Annahmen zur Entstehung und Vermehrung von Zellen in Kürze als unhaltbar erwiesen, sollte der Wert der von Schleiden erstmals formulierten Theorie der Zellgenese für den weiteren Fortgang der Zellforschung nicht unterschätzt werden. In diesem Zusammenhang muss vor allem die Wirkung, die die aufgeworfenen Fragestellungen und Inkonsistenzen in Schleidens Arbeit auf Theodor Schwann zeigten, erwähnt werden.[254]

Im Oktober 1837 hatte Schleiden seinem Berliner Studienfreund Theodor Schwann von der Ähnlichkeit der Kerne pflanzlicher Zellen mit den Knorpelzellen der *Chorda dorsalis* von Kaulquappen berichtet und ihm entsprechende Präparate vorgelegt. In der Folgezeit verfasste Schwann, ein Schüler und Mitarbeiter Johannes Müllers, die berühmte Schrift *Microscopische Untersuchungen über die Übereinstimmung in der Structur und dem Wachsthume der Thiere und Pflanzen* (1839), in der er die grundsätzliche Übereinstimmung im Aufbau tierischer und pflanzlicher Zellen nachweist. Ihm war daran gelegen, die Allgemeingültigkeit der von Schleiden entworfenen Zellbildungshypothese für alle Organismen zu überprüfen. Die Änderungen, die er an dem zellulären Entstehungsmodell Schleidens vornahm, bezogen sich auf den Ort der Vermehrung, den er nicht auf das Zellinnere beschränkt sah, sondern auch im *Cytoblastem*, einem strukturlosen Material, das sich hier sowohl innerhalb der Zellen befinde sowie auch als Interzellularsubstanz existiere, als möglich erachtete. Des Weiteren entwickelte Schwann eine Kristallisationshypothese, bei der der Entstehungsprozess der Zelle unabhängig von einer teleologisch wirkenden spezifischen Lebenskraft abläuft. Dabei zeigt Schwann sowohl die Übereinstimmungen als auch die Unterschiede zwischen dem chemisch-physikalischen Zustand der tierischen Zellen und den physikalischen Bedingungen einer Kristallbildung auf. Aus dieser Gegenüberstellung zog er letztlich den Schluss, dass ein diesbezüglicher Vergleich als Hypothese und damit als Versuch, die zellulären Erscheinungen bei der Entstehung zu erklären, haltbar sei.[255]

Schwann gebührt das Verdienst, als erster deutlich den zellulären Aufbau des Organismus als allgemeingültiges biologisches Strukturprinzip herausgearbeitet zu haben. Seine Zelltheorie wendet sich gegen die Annahme, dass die Zellbildung

---

[254] Vgl. Kirsche, S. 275.
[255] Vgl. Geus, S. 344f.

ausschließlich im Inneren der Zelle stattfindet. Stattdessen vertrat er die Auffassung einer Urzeugung, die auch im extrazellulären *Cytoblastem* möglich sei, wobei er stets das Vorhandensein einer festen, die Zelle umgebenden Membran postulierte. Eine der sich daraus ergebenden Konsequenzen war die Sicht auf die Zelle als ein selbständiges Ganzes, das bis zu einem gewissen Grad auch losgelöst vom Organismus lebensfähig ist und dennoch als grundlegendes Strukturelement jeden Organismus konstituiert. Diese Einheitlichkeit des Organischen wurde durch Schwann mit naturwissenschaftlichen Methoden nachgewiesen und damit „von allen spekulativen Elementen befreit"[256]. Obgleich sich die Aussagen über die Entwicklungsgeschichte der tierischen Zelle wenig später als nicht zutreffend erwiesen, enthalten die Schriften Schleidens und Schwanns bereits die Voraussetzungen für die wissenschaftlichen Fortschritte der kommenden Zeit. Leisewitz schreibt über die Bedeutung der beiden Zellforscher:

„Schleiden und Schwann verstanden unter Zellen als Trägern eines „primären Lebens" autonome Elementareinheiten der Organismen, deren zweites „sekundäres Leben" sich in ihrer Funktion als formbildender Teil des Organismus äußert. Der Entwicklungsprozess des Lebens (der schon früher als dem Organischen eigen angesehen wurde – der Reproduktionsaspekt) wird hier erstmals auf der zellulären Ebene lokalisiert." [257]

Aufgrund der geschaffenen Basis für eine Weiterführung der Zellenlehre, wie es in der darauf folgenden Zeit durch Virchow geschah, muss man Schwann und Schleiden als die eigentlichen Begründer der Zellenlehre bezeichnen.[258]

Virchow selbst bekennt sich in seinem Aufsatz *Über die Standpunkte in der wissenschaftlichen Medicin* (1877) zu seinen Vorgängern:

„Und was Schwann unsterblich macht, das ist nicht die „Zellentheorie", nicht die Lehre von der Entstehung der „Uhrglasformen" aus dem Cytoblastem, sondern der Nachweis von dem zelligen Anfang aller Gewebe. Auf diesem Nachweis konnten wir später weiterbauen, als nach und nach unter der täglichen Einzelbeobachtung die ketzerischen Gedanken von der continuierlichen Fortpflanzung der Zellen innerhalb der Individuen keimten und wuchsen."[259]

---

[256] Geus, S. 345.

[257] Leisewitz, André: Von der Darwinschen Evolutionstheorie zur Molekularbiologie. Wissenschaftshistorische und -soziologische Studien zu einer materialistischen Geschichte der Biologie, Köln 1982, S. 185.

[258] Vgl. Kirsche, S. 275.

[259] Virchow, Rudolf: Über die Standpunkte in der wissenschaftlichen Medicin, in: VA, Bd. 70, 1. Heft, 1877, S. 7.

Den frühen Zellforschern ging es vor allem um die Entstehung der Zellen, wobei die Annahme einer Spontanbildung aus dem interzellulären Raum (Blastem) gegen die Neubildung durch Zellteilung stand. Die letzte Theorie setzte sich 1845 vor allem unter dem Einfluss des Müller-Schülers Robert Remak (1815-1865) durch. Seine embryologischen Forschungen, die er in sein 1855 erschienenes Werk über die Entwicklung der Wirbeltiere einfließen ließ, gaben der Entwicklung der Zelltheorie entscheidende Impulse.[260] Darin fasste er seine zuvor in verschiedenen Beiträgen geäußerten Erkenntnisse der letzten drei Jahre zusammen, wobei zwei zentrale Feststellungen in den Vordergrund traten: Es gibt keinen Beleg für eine Entstehung neuer Zellen außerhalb des Zellkerns. Auch pathologische Gewebe sind als Abkömmlinge des normalen Gewebes zu betrachten, da auch sie durch Zellteilung entstehen. Damit hatte er seine Anfang der 40er Jahre vertretene Vorstellung von der Entstehung der Geschwülste aus der Interzellularsubstanz revidiert und die Basis für eine moderne zelltheoretische und zellularpathologische Betrachtungsweise geschaffen. Virchow ignorierte die Vorarbeiten Remaks, als er 1855 seinen Aufsatz zur Zellularpathologie verfasste, obwohl sie in der übrigen zeitgenössischen Fachliteratur häufig genannt werden. Nach Schmiedebach führt „die Frage nach der Nichtberücksichtigung der Remakschen Ergebnisse durch Virchow [...] in das Gebiet konkurrenten Verhaltens zwischen Wissenschaftlern".[261]

Als Virchow begann, eigene histopathologische Untersuchungen durchzuführen, gehörte er der breiten Anhängerschaft Schwanns an. Die Erkenntnisse seines Lehrers Johannes Müller, der den zellulären Aufbau von Geschwülsten und deren Ähnlichkeit mit der Entstehung von embryonalem Gewebe nachgewiesen hatte, motivierten Virchow dazu, ein eigenes Forschungsprojekt über die Zelle ins Leben zu rufen, das letztlich zur Veröffentlichung der Zellularpathologie im Jahr 1858 führte. Virchow erklärte dazu, dass der Nachweis der grundsätzlichen Übereinstimmung embryonaler und pathologischer Entwicklungsabläufe seine Erkenntnis, dass es sich bei Krankheit wie auch im Gesunden um Prozesse am Gewebe beziehungsweise an der Zelle handele, erst möglich gemacht habe.[262]

Virchow erkannte im pflanzlichen und tierischen Organismus eine „Summe vitaler Einheiten". Er erweiterte die Lehre von der Zelle, indem er die durch Schwann und Schleiden vertretene Annahme der Zellentstehung aus dem Blastem

---

[260] Vgl. Byers, James: Rudolf Virchow – Father of Cellular Pathology, in: American Journal of Clinical Pathology, Bd. 92, Nr. 4, Supplement 1, Okt. 1989, S. 6.

[261] Schmiedebach, Heinz-Peter: Robert Remak (1815-1865). Ein jüdischer Arzt im Spannungsfeld von Wissenschaft und Politik, Stuttgart/Jena/New York 1995, S. 299.

[262] Vgl. Geus, S. 345; vgl. Byers, S. 6.

durch den berühmt gewordenen Satz „omnis cellula e cellula" – die Zellbildung aus der Zelle selbst – ersetzte. Ebenso äußert sich Remak, der die extrazelluläre Entstehung tierischer Zellen bezweifelte und die pathologischen Gewebeformen lediglich als Varianten der normalen embryonalen Entwicklungstypen auffasste (1852). Virchow stimmt dem zu, wenn er sagt, dass in der physiologischen und pathologischen Gewebelehre nach dem aktuellen Forschungsstand niemand mehr annehmen könne, dass aus einer nicht-zellularen Substanz eine neue Zelle entstehe. In der darauf folgenden Zeit führten besonders zwei grundlegende Thesen der Virchowschen Zellularpathologie zu heftigen Diskussionen. Dabei handelte es sich zum einen um die Darstellung der Zelle als morphologische Einheit, die von einer Membran umgeben ist, und zum anderen um die Definition der Zelle als kleinste Lebenseinheit.[263]

Bereits in Schwanns Darstellung wird die Tätigkeit des Organismus mit der Zelle in Zusammenhang gebracht, wobei der Verfasser auf den noch unbekannten Ablauf der interzellulären Wechselwirkungen hinweist. Den Verfechtern der Zellenlehre galt die Zelle als letzter Baustein des Lebens. Diese Theorie weitete sich bis zu der Annahme aus, dass die Zelle in Bezug auf ihre abgegrenzte Form und funktionale Eigenständigkeit selbst ein Individuum darstelle. Infolgedessen setzte man lebende Substanz ganz allgemein mit der Zelle gleich und postulierte die Unmöglichkeit jeglichen Lebens außerhalb der Zelle. Diese Aussagen bildeten den Ausgangspunkt heftigster Anfeindungen.[264]

Die Zellentheorie bewirkte in vielen Bereichen der Biologie und der Medizin ein vertieftes Verständnis vieler bisher unklarer Prozesse. Der grundlegende Aufbau des tierischen und des pflanzlichen Organismus hatte sich als identisch erwiesen. Darüber hinaus stellte sich nur kurze Zeit später heraus, dass diese Übereinstimmung im grundlegenden Aufbau aller Lebewesen noch viel umfassender war. Virchow verwies auf die Existenz von Organismen, die aus nur einer Zelle bestehen, sowie auf die Anfänge aller Organismen in Form der Keimzellen. Haeckel schlug vor, das Tierreich in die Untergruppierungen Einzeller (Protozoa) und Vielzeller (Metazoa) einzuteilen, was sich bis heute bewährt hat. Die zugrunde liegende Erkenntnis, dass Tiere, Pflanzen und Einzeller aus demselben Grundelement bestehen, war ein eindrucksvoller Beleg für die Einheit aller Lebewesen und verlieh der medizinischen und biologischen Forschung in der darauf folgenden Zeit eine einheitliche Basis.[265]

---

263 Vgl. Kirsche, S. 276.
264 Vgl. Ders., S. 275.
265 Vgl. Junker, S. 74f.

2.   Struktur und Organisation der Zelle

Um die tatsächliche Tragweite der Virchowschen Zellpathologie in der Mitte des 19. Jahrhunderts auch in der heutigen Zeit erfassen zu können, ist es unabdingbar, sich neben dem wissenschaftlichen Kenntnisstand in Bezug auf die Zelle auch die damals herrschende Situation in der theoretischen und praktischen Medizin zu vergegenwärtigen. Ende des 18. Jahrhunderts begann sich die Medizin am Krankenbett in Richtung einer modernen klinischen Medizin zu entwickeln. Die großen Menschenmassen der Städte erforderten eine Ausweitung der klinischen Versorgungsmöglichkeiten. Die traditionellen ländlichen Familienstrukturen konnten in den Städten nicht aufrechterhalten werden. In dieser Epoche der ersten technisch-industriellen Revolution liegen die Anfänge des klinischen Massenbetriebes. Die wissenschaftsimmanente Grundbedingung für das Entstehen der modernen Klinik lag in der stetig wachsenden Physikalisierung der Untersuchungsmethoden. Diese war eng mit dem Aufstieg der Experimentalwissenschaften verbunden. In immer stärkerem Maße wurden die physikalische Diagnostik und die anatomisch-pathologische Nachbeurteilung feste Bestandteile der ärztlichen Tätigkeit.

Im Vergleich zu den europäischen Vorreitern in der klinischen Medizin – Paris, Wien, Dublin und London – lag Deutschland diesbezüglich am Anfang des 19. Jahrhunderts zurück. Die systematische Herangehensweise an wissenschaftliche Fragestellungen und therapeutische Abläufe begann sich erst ab den 30er Jahren zu etablieren. Bis dahin stellte die Protokollierung des Krankheitsverlaufs eines Patienten eine Seltenheit dar. Es gehörte dabei auch keineswegs zum Standard, eine eingängige Untersuchung am Patienten vorzunehmen, genauso wenig wie eine regelmäßige Anfertigung von Sektionsberichten oder die Verwendung von Mikroskopen zu Forschungszwecken allgemein gebräuchlich waren.[266]

In diesem Kontext steht die Leistung Virchows, mit der Formulierung eines umfassenden Prinzips auf der Grundlage zellulärer Aktivität der wissenschaftlichen Arbeitsweise ein einheitliches Fundament verliehen zu haben. Diese Errungenschaft hebt auch Jacob als das Revolutionierende der Virchowschen Zellularpathologie hervor. Dieser habe durch die „Vereinigung des Zerstreuten zu einer grundlegenden und klaren Erkenntnis des Krankheitswesens und der Krankheitslehre"[267] beigetragen.

---

[266] Vgl. David, Konzept einer modernen Zellularpathologie, S. 30f.
[267] Jacob, Wolfgang: Medizinische Anthropologie im 19. Jahrhundert. Mensch-Natur-Gesellschaft. Zur Geistesgeschichte der sozialen Medizin und allgemeinen Krankheitslehre Virchows, in: Beiträge aus der Allgemeinen Medizin, Heft 20, hrsg. v. E. Wiesenhütter, Stuttgart 1967, S. 20.

„Alle Versuche der früheren Zeit, ein solches einheitliches Princip zu finden, sind daran gescheitert, dass man zu keiner Klarheit darüber zu gelangen wusste, von welchen Theilen des lebenden Körpers eigentlich die Action ausgehe und was das Thätige sei. Dieses ist die Cardinalfrage aller Physiologie und Pathologie. Ich habe sie beantwortet durch den Hinweis auf die Zelle als auf die wahrhafte organische Einheit. Indem ich daher die Histologie, als die Lehre von der Zelle und den daraus hervorgehenden Geweben, in eine unauflösliche Verbindung mit der Physiologie und Pathologie setzte, forderte ich vor Allem die Anerkennung, dass die Zelle wirklich das letzte Form-Element aller lebendigen Erscheinung sowohl im Gesunden, als im Kranken sei, von welcher alle Thätigkeit des Lebens ausgehe."[268]

Vor diesem Hintergrund sollen die Kernaussagen zu Aufbau und Funktion der Zellen sowie zur Kommunikation zwischen den Zellen und deren Beziehung zum Extrazellularraum im Folgenden erläutert werden. Trotz der augenscheinlichen Konzentration auf die Zelle darf bei der Betrachtung des Virchowschen Prinzips nicht außer Acht gelassen werden, dass es diesem dabei immer um die Zelle in Wechselwirkung mit ihrer Umwelt ging.[269] Virchow betont zwar das Vorhandensein einer gewissen Selbstbestimmung der kleinsten Lebenseinheiten des Organismus, schränkt diese jedoch gleichermaßen wieder durch die Abhängigkeit von der *Beschaffenheit des Ernährungsmaterials und durch die Relation zu andern analogen Lebens- und Ernährungseinheiten"*[270] ein.

„Durch diese Abhängigkeit der einzelnen Lebensheerde von der Fortdauer ihrer gegenseitigen Beziehungen und Wechselwirkungen erklärt sich die Einheit des Lebens der einzelnen Individuen. Ohne sie wäre der Leib des Thieres sowie der Pflanze ein einfaches Aggregat, ein Haufwerk, eine Art von Zellenklumpen, dem jede einheitliche, gesetzmäßige Aeußerung abgehen müßte, ein bloßes Nebeneinander von Elementen."[271]

Virchow vertrat die Auffassung, dass man die Gewebe als Grundsubstanz der Organe noch weiter in so genannte *„Zellenterritorien"* zerlegen kann. Unter diesem Begriff verstand er die Gesamtheit der Zelle und die sie umgebende Extra- und Interzellularsubstanz. Dabei betont er nachdrücklich die untergeordnete Rolle der interzellulären Substanz, an der er im Gegensatz zur Zelle kein Eigenleben fest-

---

[268] CP, S. 4.
[269] Vgl. Bauer, Axel: „Die Politik ist weiter nichts, als Medicin im Grossen." Rudolf Virchow als Pathologe, Reformer und Visionär, in: Immunologie Aktuell 1 (3), 2000, S. 46.
[270] Virchow, Rudolf: Ernährungseinheiten und Krankheitsheerde, in: VA, Bd. 4, 3. Heft, 1852, S. 387.
[271] Ders, S. 387.

stellen kann.[272] In dem Aufsatz *Zum neuen Jahrhundert*, den Virchow 1900 in seinem *Archiv* veröffentlicht, liefert er eine Beschreibung des allgemeinen Aufbaus der Organe, die in weiten Teilen mit unseren heutigen Vorstellungen übereinstimmt.

„Mehr und mehr hat man erkannt, dass eigentlich alle grösseren Einrichtungen des Körpers, die sogenannten Organe, einen zusammengesetzten Bau besitzen. Wir können das einfach ausdrücken, indem wir in jedem Organ gewisse, ihm eigenthümliche und für seine Thätigkeit bestimmte Theile als specifische unterscheiden, während wir andere, in demselben Organe vorkommende und für seine Zusammensetzung wichtige Theile, welche mit seiner Thätigkeit nichts zu thun haben, als nicht specifische bezeichnen. Diese letzteren Theile [...] kommen häufig als interstitielle Gewebe zwischen den specifischen Bestandtheilen der Organe vor, aber sie bilden auch grosse und wichtige, organähnliche Anhäufungen, die nur aus nicht specifischen Anhäufungen aufgebaut sind.‘[273]

Es tritt hierbei deutlich zutage, dass Virchow die Interzellularsubstanz als konstitutiven Bestandteil des tierischen und menschlichen Organismus sieht. Deshalb ist der mehrfach erhobene Vorwurf, die Zellularpathologie berücksichtige die Interzellularsubstanz nur unzureichend, nicht nachvollziehbar.[274]

Die für Virchow feststehende begrenzte Selbständigkeit der Zelle belegt er unter anderem mit der Möglichkeit, gelungene Transplantationen beziehungsweise Transfusionen durchzuführen. Das Weiterleben der Zellen in einem genetisch andersartigen Milieu liefert seiner Meinung nach den Beweis für deren relative Unabhängigkeit als eigenständige Trägerin des Lebens. Die Zelle kann ihre Bedeutung dennoch nur als konstituierenden Teil eines Ganzen erlangen. Sie ist das letzte Glied in einer hierarchischen Reihe einander untergeordneter Strukturen, die kleinste Einheit, die Gewebe, Organe und somit das ganze Individuum samt den ihm zugrunde liegenden Stoffwechselvorgängen bedingt.[275]

Aus dieser grundlegenden Anschauung entwickelt Virchow seine Sichtweise auf den pathologischen Prozess und auf die Entstehung von Krankheiten:

---

[272] Vgl. Virchow, Rudolf: Zum neuen Jahrhundert. Ein Gruss von Rudolf Virchow, in: VA, Bd. 159, 1. Heft, 1900, S. 7.
[273] Ders., S. 9.
[274] Vgl. David, Heinz: Rudolf Virchow und die Medizin des 20. Jahrhunderts, in: Hamburger Beiträge zur Geschichte der Medizin, hrsg. v. W. Selberg und H. Hamm, München 1993, S. 38.
[275] Vgl. Virchow, Rudolf: Cellular-Pathologie, in: VA, Bd. 8, 1. Heft, 1855, S. 38.

„Ist nun aber die Pathologie nur die Physiologie mit Hindernissen, das kranke Leben nichts, als das durch allerlei äußere und innere Einwirkungen gehemmte gesunde, so muß auch die Pathologie auf die Zelle zurückgeführt werden."[276]

Dadurch erklärt sich der zelluläre Ausgangspunkt, den Virchow für die Ursachenforschung von Krankheiten postuliert. Er setzt dem Organismus als tätige Struktur im Großen die Zelle im Kleinen gegenüber. Sie ist der Ort, an dem sich die *„Action der mechanischen Substanz"*[277] abspielt. Die Erforschung der Zusammensetzung dieser Zellsubstanz sowie der sich dort manifestierenden mechanischen Vorgänge einschließlich der damit einhergehenden funktionalen Veränderung muss, laut Virchow, zu den vorrangigen Zielsetzungen innerhalb des wissenschaftlichen Erkenntnisprozesses gehören. Vor dem Hintergrund der zum damaligen Zeitpunkt vorherrschenden unsystematischen Vorgehensweise und unterschiedlichsten Ausgangspunkten in der wissenschaftlichen Forschung, erkennt man die Bedeutung der Einheit stiftenden Grundaussage der *Cellularpathologie*.

„Und doch ist das Chaos nur scheinbar. Es besteht nur für den, welcher die Thatsachen nicht beherrscht, auf welchen die neue Anschauung sich begründet. Für den Eingeweihten lässt sich wohl eine Ordnung herstellen, welche sowohl dem praktischen, als dem wissenschaftlichen Bedürfnisse genügt, eine Ordnung, welche freilich weit davon entfernt ist, ein in sich abgeschlossenes System zu bilden, welche aber von einem allgemeinen biologischen Principe aus die Einzelerfahrungen nach ihrem besonderen Werthe und nach ihren Beziehungen unter einander in einen wissenschaftlichen Zusammenhang zu setzen vermag. Dies ist das cellulare Princip, welches in seiner Anwendung auf den zusammengesetzten, lebenden Körper uns zu einer Cellular-Physiologie und zu einer Cellular-Pathologie führt, welches aber in jeder dieser beiden Richtungen zunächst auf einer Anatomie des feinsten Einzelnen, auf der Histologie beruht."[278]

Zur inneren Organisation der Zelle äußert sich Virchow sowohl in seinem *Handbuch der Speciellen Pathologie und Therapie* wie auch in der *Cellularpathologie* ausführlich. Zudem hebt er in seinem Aufsatz *Alter und neuer Vitalismus* die regulierende und moderierende Funktion der Zellmembran und des Kernes hervor. Er betont dabei, dass eine Zelle durch äußere Reize nur zu solchen Tätigkeiten stimuliert werden kann, *„welche von ihrer eigenen Substanz ausgehen"*[279]. Dabei stellt er erneut die scheinbar widersprüchliche Natur der Zelle als sowohl teilweise ab-

---

[276] Virchow, Rudolf: Cellular-Pathologie, in: VA, Bd. 8, 1. Heft, 1855, S. 15.
[277] Ders., S. 19.
[278] CP, S. 2.
[279] Virchow, Rudolf: Alter und neuer Vitalismus, in: VA, Bd. 9, 1./2. Heft, 1856, S. 50.

hängiges als auch selbständiges Element des Organismus heraus. Virchow geht in seinen Abhandlungen über die Zelle nicht ausführlich auf deren biologische Interrelationen ein. Lediglich in allgemein gehaltenen metaphorischen Aussagen verweist er auf die Zellverbände als *„nothwendig zusammengehörige, auf einander angewiesene und in einem solidarischen Bedürftigkeits-Verhältnisse zu einander stehende Gebilde"*[280]. Auch wenn die der Zellkommunikation zugrunde liegenden Mechanismen bis in die Gegenwart hinein noch nicht erschöpfend aufgedeckt werden konnten, so erkennt man am Ausgangspunkt jeglichen gedanklichen Konstruktes doch deutlich das fortbestehende Paradigma der Virchowschen Zellularpathologie, das von der Zelle als eigenständige Einheit ausgeht.[281]

Des Weiteren unterstreicht Virchow in einer Rede zur Feier des Stiftungstages der militär-ärztlichen Bildungs-Anstalten am 2. August 1874 die Wichtigkeit der chemischen und physikalischen Forschung für die Aufdeckung der mechanischen Eigenschaften der Zellsubstanz und deren Funktion. Damit einhergehend zeigt er aber auch kritisch die Grenzen der wissenschaftlichen Erkenntnis auf Grundlage der mikroskopisch ermittelbaren Zellmorphologie auf. Er verweist dabei auf eine große Anzahl mechanischer und chemischer Vorgänge, deren Aufdeckung andere Hilfsmittel erfordere als dem Morphologen gegenwärtig zur Verfügung stünden.[282] In dem Aufsatz *Alter und neuer Vitalismus* verbindet Virchow die Existenz molekularer Strukturen und Funktionen mit seiner Vorstellung von der zentralen Stellung der Zelle. Dabei entwickelt er mit Blick auf die Wechselwirkungen zwischen den Molekülen seinen Begriff der Lebenskraft.

„Meines Erachtens haben in der Biologie sowohl diejenigen ihr Recht, welche die Geschichte des Lebens auf die letzten moleculären Bewegungen zurückführen wollen, als auch diejenigen, welche das ganze, ungetheilte organische Wesen als den Gegenstand ihres Studiums auffassen. Allein beide Richtungen lassen sich in eine einzige vereinigen, wenn man die Zelle als die Grundlage der Anschauung betrachtet, denn erst in der Zelle finden die Moleküle ihre Zusammenfassung zu einer eigentlich lebendigen Einheit und aus Zellen setzt sich zuletzt jedes organische Wesen zusammen."[283]

Heidel unterstreicht in seiner Beurteilung der wissenschaftlichen Bedeutung der Virchowschen Zellularpathologie die bewusste Simplifizierung als historisch not-

---

[280] Virchow, Rudolf: Die Kritiker der Cellularpathologie, in: VA, Bd. 18, 1./2. Heft, 1860, S. 5.
[281] Vgl. David, Medizin des 20. Jahrhunderts, S. 37.
[282] Vgl. Virchow, Rudolf: Die Fortschritte in der Kriegsheilkunde, besonders im Gebiete der Infectionskrankheiten, in: Gesammelte Abhandlungen aus dem Gebiete der öffentlichen Medicin und der Seuchenlehre, hrsg. v. R. Virchow, Bd. 2, Berlin 1879, S. 189f.
[283] Virchow, Rudolf: Alter und neuer Vitalismus, in: VA, Bd. 9, 1./2. Heft, 1856, S. 34.

wendigen Schritt im Erkenntnisprozess physiologischer und pathologischer Gesetzmäßigkeiten. Er sieht in Virchows Zelle „ein verbal gefaßtes gedankliches Modell, das in bewußter Vereinfachung Aspekte eines Naturphänomens wiedergibt und deduktive Ableitungen und Voraussagen ermöglicht, die in der Erfahrung nachgeprüft werden können"[284]. Die Nützlichkeit dieses auf die Zelle bezogenen Prinzips bestätigt sich seiner Ansicht nach durch die Erfolge, die in der folgenden Zeit in der Pathologischen Anatomie bei der Krankheitserforschung auf zellulärer Ebene erzielt werden konnten.

Schlussfolgernd lässt sich feststellen, dass die *Cellularpathologie* weniger durch einzelne Darstellungen wie die der Zell-Zell-Kontakte oder der Interzellularsubstanz zukunftsweisend genannt werden kann. Vielmehr ging es darum, einen gemeinsamen Ausgangspunkt, ein allgemein verbreitetes Gedankenmodell, zu schaffen, um der Forschungstätigkeit ein einheitliches Fundament zu geben, von dem aus weiterführende Untersuchungen durchgeführt werden konnten.

3. Zellularpathologie als Grundlage des Virchowschen Krankheitsbegriffs

Im ersten Band des *Archivs* äußert sich Virchow in dem Aufsatz *Über die Reform der pathologischen und therapeutischen Anschauungen durch die mikroskopischen Untersuchungen* (1847) zu den allgemeinen Grundlagen physiologischer und pathologischer Prozesse, wobei er zu dem Zeitpunkt noch auf der Grundlage der Blastemtheorie Schleidens und Schwanns argumentiert. Die Vorgänge, die den Organismus konstituieren – die Differenzierung von formlosem Stoff beziehungsweise Blastem wie auch die Organisation und Entwicklung von Zellen – beschreibt er unter Hinweis auf deren grundlegende Gleichartigkeit sowohl in pathologischen als auch physiologischen Vorgängen. Entsprechend der von Virchow bevorzugten Darlegungsweise besteht die Arbeit aus speziellen Anschauungen, aus denen Virchow weiterführende Schlüsse zieht. Die Erörterung der einzelnen Forschungsergebnisse, die er im Zuge der Untersuchungen erlangt hatte, diente ihm dabei zur Entwicklung seiner übergeordneten Theorien. Dieses Vorgehen behielt er auch in späteren Schriften bei.[285] In diesem Sinn schreibt Virchow:

---

[284] Heidel, Günter.: Rudolf Virchows Werk und die Medizin von morgen, in: Zeitschrift für die gesamte Hygiene und ihre Grenzgebiete. Arbeitsmedizin, Epidemiologie, Sozialmedizin, Umweltmedizin, hrsg. v. Deutsche Gesellschaft für die Gesamte Hygiene, Bd. 18, 1972, S. 447.

[285] Vgl. Jacob, S. 128f.

„Eine solche Handhabung der Mikroskopie wird immer ihre Früchte bringen, namentlich wird der einzelne Fall ungleich sicherer beurtheilt werden können, aber die eigentlich große und würdige Art, die mikroskopischen Thatsachen zu benutzen, wird erst dann gewonnen werden, wenn man sich allgemeiner gewöhnt, mit seinen ganzen Anschauungen über pathologische Vorgänge einen Schritt vorwärts zu thun und die Erfahrungen über die Lebenserscheinungen in ihren unendlich kleinen Abweichungen, an den Grenzen des Sichtbaren zur Herstellung eines Naturgemäldes der Krankheiten zu verwerthen."[286]

Virchow gab sich nicht damit zufrieden, das Gesehene zu beschreiben. Ihm ging es darüber hinaus um eine sinnvolle Einordnung der Forschungsergebnisse, letztlich um deren Interpretation. Er weigerte sich beispielsweise, die Entstehung und Organisation eines Exsudates der Wirkung einer besonderen Lebenskraft zuzuschreiben. Der Rückschluss auf das Zutun einer diesbezüglichen teleologischen Kraft ist für ihn

„[...] ganz ungerechtfertigt, so lange die Möglichkeit nicht widerlegt ist, daß diese Vorgänge allgemein gültigen, mechanischen Gesetzen folgen; sie ist außerdem überflüssig, da wir über den Mechanismus der Einwirkung uns gar keine Vorstellung machen können, also nicht einmal die Theorie etwas dabei gewinnt. Dagegen ist es wohl möglich, daß ähnlich, wie bei den sog. Contaktwirkungen der Chemie und Physik, eine Bewegung der Atome von dem lebenden Körper, dessen Leben wesentlich in einer fortgehenden, ununterbrochenen Bewegung der Atome nach eigenthümlichen Gesetzen besteht, auf das Exsudat übertragen und so eine analoge Fortsetzung der einmal gegebenen Bewegung eingeleitet werde."[287]

Auch in den folgenden Bänden des *Archiv* behält Virchow das Muster aus Darlegungen zu besonderen und allgemeinen Fragestellungen bei. Von großer Tragweite für die spätere *Cellularpathologie* ist in diesem Zusammenhang auch der Aufsatz über *Ernährungseinheiten und Krankheitsheerde* (1852), in dem Virchow die These aufstellt, dass jedem pathologischen Vorgang ein physiologisches Äquivalent gegenübergestellt werden könne. Jeder lokal begrenzte Krankheitsprozess besitze eine physiologische Entsprechung, einen ebenso begrenzten Ernährungsvorgang, von dem die Krankheit ihren Ausgang nehme.[288] Diese Ansicht widersprach den allgemein vorherrschenden Vorstellungen seiner Zeit. Virchow betont, dass trotz der in den fünfziger Jahren des 19. Jahrhunderts immer stärker herausgear-

---

[286] Virchow, Rudolf: Über die Reform der pathologischen und therapeutischen Anschauungen durch die mikroskopischen Untersuchungen, in: VA, Bd. 1, 2. Heft, 1847, S. 239f.

[287] Ders., S. 239f., S. 234.

[288] Vgl. Virchow, Rudolf: Ernährungseinheiten und Krankheitsheerde, in: VA, Bd. 4, 3. Heft, 1852, S. 394.

beiteten spezifischen Beschaffenheit unterschiedlicher Gewebe, allen darin vonstatten gehenden pathologischen Vorgängen ein gleich geartetes Muster zugrunde
liege, dass *„keine pathologische Form entsteht, deren Elemente nicht zurückgeführt werden können auf ein in der thierischen Oekonomie gegebenes Vorbild"*[289].
Da Virchow die Zelle als Trägerin des Lebens und die Krankheit wiederum als
eine besondere Art des Lebens bezeichnet, zieht er den Schluss, dass die kranke
Zelle der Ort der Krankheitsmanifestation sei. Dabei bedingen nach Virchow nicht
die veränderten äußeren Bedingungen und damit einhergehenden Störungen die
Krankheit. An diese sei der Körper aufgrund ihres häufigen Auftretens gewöhnt.
Der entscheidende Punkt, in dem sich die kranke maßgeblich von der gesunden
Zelle unterscheidet, sei der *„Charakter der Gefahr, den das Leben der kranken
Zelle an sich trägt"*[290].

„Jede Krankheit beruht in der Veränderung einer kleineren oder grösseren Summe zelliger
Einheiten des lebenden Körpers; jede pathologische Störung, jede therapeutische Wirkung
findet erst dann ihre letzte Deutung, wenn es möglich ist, die bestimmte Gruppe von zelligen, lebenden Elementen anzugeben, welche davon getroffen wird, und die Art von Veränderung zu bestimmen, welche an den einzelnen Elementen einer solchen Gruppe einge-
treten ist. Das viel gesuchte Wesen (Ens) der Krankheit ist die veränderte Zelle.[291]"

Jede Krankheit im Sinne der allgemein gebräuchlichen Sprache ist demnach der
Gesamtausdruck einer Summe von zellulären Krankheitsherden. Eine vollständige
Aufdeckung einer Krankheit, wie sie sich im Großen an einzelnen Organen lokalisieren lässt, kann erst erfolgen, wenn die beteiligten Zellgebilde, ihre Veränderung
und die Größe ihrer Summe festgestellt sind. Damit benennt Virchow die Fragestellung, die seiner Ansicht nach jeder medizinischen Forschung vorangehen muss.
Canguilhem stellt in seiner Studie zur Bedeutung des Krankheitsbegriffs im
19. Jahrhundert fest, dass sich das wissenschaftliche Dogma von der einheitlichen
Identität normaler und krankhafter Lebensäußerungen innerhalb dieses Zeitraums
weitgehend durchsetzte. Dabei konnte es zwei bisher weit verbreitete Konzepte
verdrängen: Einerseits die Vorstellung von der Krankheit als Kampf des Organismus gegen eine schädliche, von außen kommende Struktur, andererseits als Kampf
innerer Kräfte infolge einer Störung des inneren Gleichgewichts des Körpers. Im
Zuge dieser Entwicklung habe der Krankheitsbegriff seine ontologische Grundlage
verloren. Damit sprach man der Krankheit ein autonomes Dasein mit teilweise

---

[289] CP, S. 84.
[290] Virchow, Rudolf: Alter und neuer Vitalismus, in: VA, Bd. 9, 1./2. Heft, 1856, S. 54.
[291] Virchow, Rudolf: Eine Antwort an Herrn Spiess, in: VA, Bd. 13, 4./5. Heft, 1858, S. 490.

nahezu wesenhaften Zügen ab und definierte sie als eine sich lediglich in quantitativer Hinsicht von physiologischen Vorgängen unterscheidende lokal begrenzte Funktionsstörung.[292] Virchows Krankheitsdefinition, wie er sie in den 1840er Jahren formulierte, bestätigt deutlich die von Canguilhem beschriebene Entwicklung:

„Mit dieser Veränderung der Auffassung, welche die Krankheit auf das Zellenleben zurückführt, ist allerdings ein wesentlicher Punkt verlorengegangen, welcher gerade die ältere Wissenschaft beherrscht und welcher die Notwendigkeit der Klassifikation am meisten nahebrachte, nämlich der Begriff von der Einheit der Krankheit, die Vorstellung, daß die Krankheit gewissermaßen ein Wesen für sich sei, eine Form der Existenz, welche wie etwas Fremdes und zugleich Selbständiges in den Körper eingedrungen sei und sich auch wieder neben den Teilen des Körpers besonders geltend machen könne."[293]

Laut Virchow trat die Unzulänglichkeit der bisherigen Krankheitskonzepte vor allem im Zuge der Spaltung der medizinischen Wissenschaft durch die sich etablierenden Einzeldisziplinen zutage. Diese Spaltung konnte seiner Ansicht nach nur dadurch erfolgen, dass die Definition von Krankheit im Gegensatz zur Gesundheit stand und die Physiologie und Pathologie in einer Weise ihren Wirkungsbereich absteckten, als handle es sich dabei um zwei gegensätzliche Pole der medizinischen Forschung.

„[...] man personificirte erst die Krankheit, dann die Krankheiten, stattete sie mit Eigenschaften aus, genug, man kam endlich dahin, dass man sie als individuelle, dem Leben feindliche, parasitische Wesen betrachtete"[294].

Virchow erkannte in den ontologischen Systemen seiner Zeit aufgrund ihres Mangels an logischer Fundierung eine ernstzunehmende Gefahr für die weitere Entwicklung der Wissenschaft.[295] Er selbst schreibt über die Krankheit, dass sie „das Leben selbst ist, welches wegen des Wechsels der äusseren Dinge, unter veränderten Bedingungen, in anderer Form zur Erscheinung kommt [...]."[296] Virchow überbrückte die Kluft von Normalem und Krankhaftem durch den gemeinsamen Ober-

---

[292] Vgl. Canguilhem, Georges: The Normal and the Pathological, New York 1989, S. 39f.
[293] Virchow, Rudolf: Das Leben des Blutes. Nach einem freien Vortrage, gehalten am 14.1.1859 in dem Verein junger Kaufleute „Vorwärts" zu Berlin, in: Drei Reden über Leben und Kranksein, hrsg. v. F. Krafft, München 1971, S. 84.
[294] Virchow, Rudolf: Die Einheitsbestrebungen in der wissenschaftlichen Medicin, in: Gesammelte Abhandlungen zur wissenschaftlichen Medicin, hrsg. v. R. Virchow, Hamm ²1862, S. 31.
[295] Vgl. Ders., S. 32f.
[296] Ders., S. 37.

begriff des Lebens und seinen vielfältigen Bedingungen.[297] Dazu zählte er nicht nur biologische, sondern auch gesellschaftliche Faktoren. Eine Beseitigung des pathologischen Zustandes bedürfe demnach der Wiederherstellung der normalen Vorgänge des Lebens. Auf die damit verknüpften wissenschaftlichen wie auch politischen Forderungen Virchows wird im folgenden Kapitel näher eingegangen werden.

Goschler weist darauf hin, dass in diesem Krankheitsbegriff „biologische und gesellschaftliche Körper nicht nur einfach metaphorisch vermittelt"[298] würden, sondern dass die zugrunde liegende Definition von Krankheit per se biologisch und gesellschaftlich sei. Vielfach hebt Virchow die Abhängigkeit der körperlichen Vorgänge von den herrschenden Bedingungen hervor und verneint die Existenz eines Kampfes als konstitutiven Bestandteil des Krankheitsprozesses. Er erweitert seine These um die Aussage, dass *„der immanente Grund dieser Vorgänge, die Lebensgesetze fort und fort dieselben bleiben"[299]*.

Der Arzt müsse sich die Tatsache vergegenwärtigen, dass der physische Gesamtzustand von den Beziehungen der einzelnen Teile des Organismus abhängig ist. Virchow zufolge droht stets die Gefahr einer Missinterpretation des Krankheitsbildes, da der gesamte Organismus immer noch seine Tätigkeit neben den von der Krankheit befallenen Teilen ausübe und die richtige Einordnung der pathologischen Erscheinung somit erschwert ist.[300]

Virchow hebt die immense Anpassungsfähigkeit des Organismus und seiner einzelnen Bestandteile an veränderte Umweltbedingungen hervor, welche es dem Menschen beispielsweise erlaubten, Temperatur- und Druckdifferenzen in einem bestimmten Rahmen zu tolerieren. Daraus leitet er seine Vorstellungen von der Krankheit ab.

„Die Krankheit beginnt in dem Augenblicke, wo die regulatorische Einrichtung des Körpers nicht ausreicht, die Störungen zu beseitigen. Nicht das Leben unter abnormen Bedingungen, nicht die Störung als solche erzeugt eine Krankheit, sondern die Krankheit beginnt mit der Insuffizienz der regulatorischen Apparate. Wenn dieser Apparat nicht mehr aus-

---

297 Vgl. Lepenies, Wolf: Das Ende der Naturgeschichte. Wandel kultureller Selbstverständlichkeiten in den Wissenschaften des 18. und 19. Jahrhunderts, München 1978, S. 194.

298 Goschler, S. 286.

299 Virchow, Rudolf: Die Einheitsbestrebungen in der wissenschaftlichen Medicin, in: Gesammelte Abhandlungen zur wissenschaftlichen Medicin, hrsg. v. R. Virchow, Hamm ²1862, S. 37.

300 Vgl. Virchow, Rudolf: Atome und Individuen. Vortrag, gehalten im wissenschaftlichen Vereine der Singakademie zu Berlin am 12. 2.1859, in: Drei Reden über Leben und Kranksein, hrsg. v. F. Krafft, München 1971, S. 46f.

reicht, um in Kürze die natürlichen Lebensverhältnisse wiederherzustellen, dann ist der Mensch krank."[301]

Aus diesen Erkenntnissen zieht Virchow Schlüsse für die zukünftige Aufgabe der Pathologie, die sich in wesentlichen Grundzügen von der bisherigen Arbeitsweise unterscheiden und wieder in Zusammenhang mit der naturwissenschaftlichen Gesamtentwicklung gebracht werden soll. Er forderte dazu auf, bei der Erforschung von Krankheiten den Blick auf das veränderte Gewebe zu richten.

Für die Behauptung, man könne Krankheiten lokalisieren, erntete Virchow reichlich Kritik. In seiner Vorlesung über allgemeine pathologische Anatomie vertrat er die These, dass eine Veränderung an einen anatomischen Ort geknüpft sei, ohne dass sie notwendigerweise mit morphologischen Mitteln erkennbar sein müsse. Der Krankheit als Lebensvorgang, der an bestimmte lebende Teile gebunden ist, spricht er deutlich einen *„Sitz"* innerhalb des Körpers zu. Dabei sei es *„eine der schwierigsten Aufgaben des Arztes, jedesmal herauszubringen, wo in dem gegebenen Falle die Krankheit ‚sitzt'"*[302]. Virchow erweitert seine Aussagen in die Richtung, dass in vielen Fällen auch mehrere Orte der Krankheitsmanifestation existieren. Als Beispiel führt er die Lungenentzündung an, die zu Anfang des 19. Jahrhunderts unter die essentiellen Fieber und nun zu den örtlichen Entzündungen gerechnet wurde. Dabei entrüstet er sich über die immer noch gebräuchliche Therapie, die das Fieber bekämpfe, die Heilung der Entzündung jedoch dem Körper selbst überlasse. Schlussfolgernd merkt er an:

„Das Gesagte wird schon hinreichen, zu zeigen, daß gerade die Forschung nach dem Sitze der Krankheit uns von der Vorstellung ableitet, als sei die Krankheit eine Einheit. Diese Einheit besteht nur in dem sogenannten „Krankheitsbilde". Sie ist also eine bloß figürliche, eine gedachte, eine abstracte. In Wirklichkeit sind die meisten Krankheiten Vielheiten. Ja, es giebt Krankheiten, bei denen die Zahl der Sitze oder „Heerde" unzählig ist."[303]

Virchow plädierte für eine ärztliche Betrachtungsweise, die das Allgemeinleiden und die lokale Krankheit getrennt voneinander wahrnimmt und beurteilt. Erstgenanntem sei beispielsweise das Fieber zuzurechnen, das sehr häufig mit örtlichen Krankheiten einhergehe. Jede der beiden Komponenten im Krankheitsprozess be-

---

[301] Virchow, Rudolf: Über die heutige Stellung der Pathologie, in: Rudolf Virchow und die Deutschen Naturforscherversammlungen, hrsg. v. K. Sudhoff, Leipzig 1922, S. 93.
[302] Virchow, Rudolf: Über die Heilkräfte des Organismus. Vortrag, gehalten am 2.1.1875 im Verein für Kunst und Wissenschaft zu Hamburg, Berlin 1875, S. 27.
[303] Ders., S. 28.

sitze ihren eigenen Verlauf, der dem Arzt zur Durchführung einer erfolgreichen Therapie jeweils bekannt sein sollte.[304]

4. Virchows Konzeptionen der Krankheitsursachen

Im *Handbuch der speciellen Pathologie und Therapie* geht Virchow auf die verschiedenen Formen und Bedingungen krankhafter Störungen ein. Er betont, dass die Einwirkung äußerer Krankheitsursachen einen mechanischen Vorgang darstelle, der Auswirkungen auf ein stoffliches Substrat habe. Virchow bezeichnet die dadurch verursachten Veränderungen als materiell und zieht den Schluss, dass keine prinzipielle Unterscheidung zwischen materiellen und dynamischen Störungen gemacht werden könne. Virchow schließt sich der Einteilung der unterschiedlichen Arten von Störungen in vier Untergruppierungen an: 1. die grob-mechanischen z.B. traumatischen; 2. die pathologisch-histologischen und anatomischen; 3. die pathologisch-chemischen und 4. die funktionellen. Dabei seien die ersten beiden durch einen Fehler der Morphologie, die dritte Gruppe durch einen Fehler der Mischung und die vierte durch einen Fehler der Kraft charakterisiert. Virchow kritisiert die Tendenz, die einzelnen Gruppen allzu strikt voneinander zu trennen. Obwohl man formell vorwiegend die Form beziehungsweise die chemischen Abläufe betreffenden Störungen feststellen könne, sei eine eindeutige Zuordnung nicht möglich, so zum Beispiel auch bei histologischen oder funktionellen Störungen, denen chemische und physikalische Veränderungen zugrunde lägen.[305]

Der Ausgleich der Störungen wird laut Virchow über das Nervensystem, das Blut und an den Geweben vollzogen. Jacob weist darauf hin, dass besonders die Ausführungen zu den neurologischen Möglichkeiten der Gegenregulation den vielfach erhobenen Vorwurf, Virchow habe an einer einseitigen Darstellung der Zelle festgehalten, entkräften.[306]

„Unzweifelhaft besitzt der Körper eine grosse Zahl regulatorischer Einrichtungen, welche die Ausgleichung von Störungen möglich machen. [...] Ausgleichungen im Nervensystem erfolgen entweder auf einfach-nutritivem Wege, oder durch Übertragung der Störung auf

---

[304] Vgl. Virchow, Rudolf: Über die Heilkräfte des Organismus. Vortrag, gehalten am 2.1.1875 im Verein für Kunst und Wissenschaft zu Hamburg, Berlin 1875, S. 29f.

[305] Virchow, Rudolf: Allgemeine Formen der Störung und ihrer Ausgleichung, in: Handbuch der speciellen Pathologie und Therapie, Bd. 1, hrsg. v. R. Virchow, J. Vogel u. Stiebel, Erlangen 1854, S. 8f.

[306] Vgl. Jacob, S. 118f.

andere Theile. [...] die Restitution kann erfolgen, indem durch eine neue stärkere Störung die innere Umsetzung der Substanz vermehrt und ein gesteigerter Stoffwechsel erregt wird, wie wir es gleichfalls in physiologischen Verhältnissen an erschlafften und ermüdeten Nerven durch die Einwirkung mancher reizender und belebender Mittel sehen."[307]

Laut Virchow ist die große Anzahl der wechselseitigen Beziehungen zwischen den einzelnen Elementen Voraussetzung für den Ausgleich von Missverhältnissen innerhalb des Organismus. Die wichtigsten Ausgangspunkte für die Mobilisation gemeinschaftlicher Kräfte seien dabei das Nervensystem und die von außen zugeführte Nahrung. Auch an dieser Stelle entzieht Virchow durch Hervorheben der wechselseitigen Abhängigkeitsverhältnisse der einzelnen Teile des Organismus dem häufig geäußerten Kritikpunkt, seine Pathologie überhöhe die Autonomie und Bedeutung der Zelle, die Grundlage.

In einem Beitrag im *Handbuch der speciellen Pathologie und Therapie* äußert sich Virchow des Weiteren zum Einfluss der physischen Konstitution auf die Entstehung und Ausbreitung von Pathologien. Dabei hebt er den vor dem Krankheitseintritt bestehenden Zustand des Organismus, dessen *„Prädisposition"*, als maßgeblichen Faktor des Krankheitsprozesses hervor.

„Mit vollem Rechte hat man daher seit den ältesten Zeiten das grösste Gewicht auf diese präexistirende Beschaffenheit der Theile gelegt und darin die Prädisposition nicht bloss für die Störungen, sondern auch für die Ausgleichung derselben gesucht. Manche Theile und manche Körper sind mehr vulnerabel und daher zur Regulation weniger disponirt; andere sind widerstandsfähiger, „härter" und besitzen eine grössere Regulationsfähigkeit, eine bessere „Heilkraft". Die Prädisposition für die Störung setzt ihrerseits schon etwas Krankhaftes voraus; sie beruht auf einer gewissen leichteren Abweichung von der normalen Zusammensetzung, welche die constituirenden Theilchen lockerer zusammenhält und den Zerfall der regelmässigen Verbindungen in regressive Stoffe begünstigt."[308]

Der im vorangegangenen Kapitel beschriebene Krankheitsbegriff, den Virchow in den 1840er Jahren vertrat, veränderte sich am Ende des Jahrhunderts in wesentlichen Punkten. Dieser Prozess ging einher mit dem Wechsel der allgemeinen Zustimmung zu den beiden Hauptkonzeptionen zur Entstehung von Epidemien. Im frühen 19. Jahrhundert beherrschte die Überzeugung, dass der Ausbreitung von Seuchen die Übertragung von Krankheitserregern vorangehe, die allgemeine Kon-

---

[307] Virchow, Rudolf: Allgemeine Formen der Störung und ihrer Ausgleichung, in: Handbuch der speciellen Pathologie und Therapie, Bd. 1, hrsg. v. R. Virchow, J. Vogel u. Stiebel, Erlangen 1854, S. 15f.
[308] Ders., S. 23.

zeptionalisierungen von Krankheit und Epidemie. Im Gegensatz zu dieser Theorie einer kontagionistischen Ursache von Epidemien sahen die Anhänger der Miasma-Theorie die Entstehung und Ausbreitung von epidemischen Krankheiten als Folge schädlicher Dämpfe, die sie in Zusammenhang mit unzureichenden sozialen Lebensbedingungen und Armut brachten. Die Zusammenhänge zwischen der hygienischen Situation großer Teile der Stadt- und Landbevölkerung und den verheerenden Seuchen wurde insbesondere nach den ersten großen Choleraepidemien der dreißiger Jahre deutlich erkennbar. Nicht zuletzt als Reaktion auf diese Seuchenzüge entwickelte sich zuerst in England und später in Deutschland eine Hygienebewegung, deren erklärtes Ziel eine Verbesserung der sanitären Lebenssituation vor allem in den Ballungszentren war. In beiden Theorien spielten die Krankheitskeime bei der Ansteckung eine wichtige Rolle, allerdings sahen die Anti-Kontagionisten umgebungsbezogene Faktoren als ursächlich für deren Existenz an. Sie sahen die Lösung des Problems in der Beseitigung der sozialen und hygienischen Missstände. Für diese Gruppe, die von den Ideen des liberalen Münchener Hygienikers Max von Pettenkofer geprägt war, lag die Ursache der Epidemie in einem gestörten Verhältnis zwischen Mensch und Umwelt, das es durch soziale Maßnahmen und vor allem durch höhere Hygienestandards zu beheben galt. Die Anderen betrachteten die Verbreitung einer Krankheit als Angriff eines von außen kommenden Erregers auf die Integrität des Körpers.[309]

Wie bereits am Beispiel seines Berichtes über die Typhus-Epidemie in Oberschlesien gezeigt werden konnte, vertrat Virchow in den 1840er Jahren zunächst einen anti-kontagionistischen Standpunkt. Seine Vorschläge zur Verbesserung der gesundheitlichen Situation stimmten in weiten Bereichen mit den Forderungen der Anhänger der Miasma-Theorie überein. Sie bezogen sich vor allem auf die Ausweitung hygienischer Standards und die Bereitstellung einer besseren Ernährungsgrundlage. Darüber hinaus stellte Virchow den Fortschritt der Zivilisation, der durch Bildung und Wohlstand erreicht werde, in Zusammenhang mit der physischen Konstitution der Bevölkerung. Mit diesem Punkt seiner Argumentation übertrat Virchow den konventionellen Rahmen der anti-kontagionistischen Position. Virchow war überzeugt, dass der Mensch durch die Verhältnisse, in denen er lebt, maßgeblich geprägt sei. Sein Verständnis von Erziehung und Bildung wird besonders in seinen Überlegungen zum Strafrecht und zur Entstehung von Verbrechen deutlich:

---

[309] Vgl. Goschler, S. 288.

„Wie wir früher gezeigt haben, so gelten uns Verbrechen nur als der Ausdruck einer fehlerhaften Entwickelung. Der Verbrecher ist demnach einem Geisteskranken gleich zu setzen und wir betrachten die Statistik der Verbrechen als ein Kriterium für den geistigen Entwickelungszustand der Völker. Die Aufgabe des Staates, welche bisher durch das Strafrecht zu lösen versucht worden ist, wird daher künftig eine pädagogische sein, gerade so, wie man sich allmälig überzeugt, dass der Blödsinn nur bei einer streng logischen Erziehung Aussicht auf Heilung bietet."[310]

Wie selbstverständlich dehnt Virchow den Zuständigkeitsbereich der Medizin auf die gesunde Entwicklung des Menschen, im sozialen wie auch im physischen Sinne, aus. Dabei stellt er bei seinen Betrachtungen zur Kriminalität und zum Strafrecht die Verbindung zur Psychiatrie her.

Seit den späten 1860er Jahren finden sich jedoch in vielen öffentlichen Äußerungen Virchows Belege für die Übernahme bestimmter kontagionistischer Auffassungen. In einer Rede anlässlich der Grundsteinlegung des Kaiser-und-Kaiserin-Friedrich-Kinderkrankenhauses am 20. Juni 1890 in Berlin spricht Virchow über das große Ausmaß ansteckender Krankheiten und der von ihnen ausgehenden Gefahr für die Bevölkerung:

„Nicht Wind und Wetter, nicht Wasser oder Nahrung sind die Ursachen, dass diese Krankheiten den seuchenhaften Charakter annehmen und schliesslich die ganze Bevölkerung bedrohen. Wie wäre es sonst möglich, dass in unserer Stadt, die mehr für ihre Reinigung thut als irgend eine andere Grossstadt, Jahr für Jahr Tausende und aber Tausende ergriffen werden, ja dass diese Stadt auf der Liste der Erkrankungen und Todesfälle an den genannten Krankheiten seit Jahren fast an der Spitze steht? […] Das macht die Ansteckung, die sich von Mensch zu Mensch verbreitet […]."[311]

Virchow übernahm im Zuge des Aufstiegs der Bakteriologie in der zweiten Hälfte des 19. Jahrhunderts die von ihm bisher abgelehnte Vorstellung von Krankheitserregern, die den Körper von außen bedrohen. Dieser Gedanke bildete zunehmend einen wesentlichen Bestandteil in Virchows Krankheitskonzeption. In seinem 1885 veröffentlichten Artikel *Der Kampf der Zellen und der Bakterien* bemüht er sich darum, die herausragende Bedeutung der Zelle trotz der neuen Erkenntnisse in der Bakteriologie hochzuhalten. Er merkt an, dass die Entdeckung der Bakterien in Bezug auf den Krankheitsprozess zu keinen neuen Anhaltspunkten geführt habe

---

[310]   MR, Nr. 9, 1.9.1848, S. 55.
[311]   Virchow, Rudolf: Rede zur Grundsteinlegung des Kaiser und Kaiserin Friedrich-Kinderkrankenhauses am 20. Juni 1890, gehalten von dem Vorsitzenden des Comités Rudolf Virchow, in: Berliner Klinische Wochenschrift, Nr. 26, 30.6.1890, S. 599f.

und in diesem Fall der Blick früher oder später wieder zurück auf die Zelle gerichtet werden müsse.[312]

Virchows Konzept der Zellularpathologie, das sich bisher vor allem durch die Ablehnung einer wesenhaften Vorstellung von Krankheit ausgezeichnet hatte, veränderte sich im Zuge des neuen Krankheitsdiskurses, der seit den 1860er Jahren hauptsächlich von der Kontagium-Theorie beeinflusst wurde. Im Verlauf der Auseinandersetzung mit den Ergebnissen im Bereich der Bakteriologie wandelte sich Virchows föderalistischer „Zellenstaat" zu einem klar abgegrenzten Körper, der sich mit Bedrohungen von außen auseinandersetzen muss. Krankheit bedeutete für Virchow nicht mehr länger *„Leben unter veränderten Umständen"*, sondern Kampf.[313] Auf der Berliner Naturforscherversammlung spricht Virchow über das Verhältnis von Zellen und Bakterien:

„Wir erkennen jetzt, dass die Mikroorganismen Krankheitsursachen sind, gegen welche die lebende Substanz der Zellen ihre Wehrkämpfe ausführt, [...] und so ist jetzt die weitere und schwierigere Bahn eröffnet, den Mechanismus sowohl der Einwirkung des Mikroorganismus, als der Abwehr desselben durch die Zellen zu ergründen."[314]

Damit passte Virchow sein Krankheitskonzept der zunehmenden Militarisierung im öffentlichen Diskurs an. Innerhalb dieser Analogien überschneiden sich wissenschaftliche und politische Bedeutungsfelder. Die Verwendung biologisch-gesellschaftlicher Metaphern in Virchows Schriften über die Zelle und deren politischer Aussagegehalt sollen in den folgenden Kapiteln näher betrachtet werden.

5.   Der Organismus als *„eine Art von gesellschaftlicher Einrichtung"*

5.1. Die Zelle als *Individuum*

Die Zellularpathologie liefert eine geeignete Grundlage zur weiterführenden Untersuchung der wechselseitigen Beeinflussung gesellschaftlicher und biologischer Konzepte bei Virchow. Dieser beabsichtigte, die Zelle zum Ausgangspunkt der naturwissenschaftlichen Forschungsbemühungen zu machen, und verwendete dabei

---

[312] Virchow, Rudolf: Der Kampf der Zellen und Bakterien, in: VA, Bd. 101, 1885, S. 8.
[313] Vgl. Goschler, S. 295.
[314] Virchow, Rudolf: Die Verbindung der Naturwissenschaften mit der Medizin, in: Tageblatt der 59. Versammlung Deutscher Naturforscher und Ärzte in Berlin vom 18. bis 24. September 1886, Nr. 3, 19.9.1886, S. 81.

zahlreiche politisch-biologische Metaphern, die sowohl Einblick in seine eigenen Denkstrukturen gewähren als auch eine eingängige Methode zur Darlegung der Zelltheorie für Virchow boten. In diesem Kapitel soll anhand des zugrunde liegenden Textmaterials gezeigt werden, inwieweit Virchows politische Einstellungen strukturierend auf seine naturwissenschaftlichen Klassifizierungen und Theoriebildungen wirkten.[315]

In den vorangehenden Kapiteln wurden die naturphilosophischen Vorstellungen von der Beziehung der Teile zum Ganzen im Organismus dargestellt. Virchow nähert sich derselben Fragestellung, indem er das Modell der Vergesellschaftung, das den Kern des naturphilosophischen Diskurses darstellt, an wesentlichen Stellen modifiziert. Vielfach wurde in Virchows Metaphorik das Bestreben erkannt, den Aufbau physischer Körper entsprechend einer politischen, liberalen Grundidee zu konzipieren. Johach betrachtet den Versuch, die Vorstellung vom biologischen Körper zu erneuern, als Resultat einer veränderten Wahrnehmung von Organismen, sowohl im sozialen als auch im medizinischen Sinn. Die Frage nach der Richtung dieses Metapherntransfers beantwortet sie, indem sie Virchows Zelltheorie als gleichermaßen biomedizinisch und politisch bezeichnet und sie in eine Tradition „unreiner" Körperkonzepte stellt.[316]

Virchow reiht sich damit in eine bereits bestehende geistige Strömung ein, die die biologische Zelltheorie und die vorangegangenen naturphilosophischen Ansätze prägte. Die Individualisierung einzelner Bereiche des biologischen Lebens enthält gesellschaftliche Implikationen, die Virchow für seine Vorstellung von einem politisch-biologischen Organismusmodell einsetzt. Er verbindet beide Lebensbereiche in seiner Theorie, wobei er die Grenze zwischen dem gesellschaftlichen und dem biologischen Feld bewusst verschwimmen lässt. Virchow politisiert den Körper, indem er dessen liberale Grundordnung aufzeigt.[317]

Ein wesentlicher Schritt in diesem Prozess ist die von Virchow verwendete Bezeichnung der Elementarteilchen als *Individuen*. Wie zuvor schon erwähnt wurde, findet man diesen Begriff bereits in Schleidens und Schwanns Zelltheorien, jedoch wurde er in den jeweiligen Organismusmodellen der beiden Forscher nicht erschöpfend mit all seinen möglichen gesellschaftspolitischen Konnotationen in Zusammenhang gebracht. In einem weiteren Schritt spricht Virchow der Zelle *Autonomie* zu. Letztlich vergleicht er die schrittweise Herausbildung höherer Organismen mit der Entwicklungsgeschichte politischer Staaten.

---

[315] Vgl. Goschler, S. 280.
[316] Vgl. Johach, S. 102f.
[317] Vgl. Dies., S. 115.

Im Folgenden sollen die einzelnen Etappen der Politisierung des physischen Körpers im Werk Virchows untersucht werden. Auf welche Weise setzte er die „von der biologischen Zelltheorie und ihren naturphilosophischen Vorläufern begonnene Individualisierung des Lebens"[318] fort? Inwieweit kann man dabei von einem umfassenden Lebens- und Organismusmodell, das sich sowohl auf die politischen Verhältnisse als auch auf den physischen Körper beziehen lässt, sprechen?

Seine Gründe für die Wahl des Begriffs *Individuum* für die kleinsten Einheiten des Organismus legt Virchow in seinem Vortrag *Atome und Individuen* von 1859 offen. Im Allgemeinen stand Virchow dem Gebrauch von Metaphern und fremdsprachlichen Wendungen in der Wissenschaftssprache skeptisch gegenüber, was er in seiner Rede erneut hervorhebt.[319] Dennoch verweist er auf die Notwendigkeit des Begriffs *Individuum* für die Beschreibung organischer Strukturen und ihrer Elementarteile. Der Begriff vermag dabei sowohl das menschliche Individuum als auch die konstituierenden organischen Teile zu bezeichnen, wie Virchow schon zu Beginn seines Vortrages einräumt.[320]

Virchow ist daran gelegen, den Ausdruck gegenüber einer weiteren letzten Einheit, der des *Atoms*, abzugrenzen und die Zelle als *Individuum* von ihrer Subordination zu befreien. Obwohl *Atom* und *Individuum* beide eine unteilbare Einheit bezeichnen, unterscheiden sie sich in wesentlichen Eigenschaften. Für Virchow sind Individuen keine Teileinheiten, *„sondern Einheiten mit Theilen"[321]*. Im Allgemeinen assoziiert der Mensch den Begriff mit Körpern, die selbst aus unterschiedlichen Organen und Systemen bestehen. Selbst die kleinsten Bestandteile lassen sich immer weiter zergliedern, bis man schlussendlich bei den Atomen angelangt ist. Das Atom hingegen ist unveränderlich und von Dauer. Es verbindet sich mit anderen Atomen und nimmt dadurch eine neue übergeordnete Form an, wobei dieser Zusammenschluss zu jeder Zeit wieder rückgängig gemacht werden kann.[322]

Worauf begründet sich aber nun die Unteilbarkeit, die man dem *Individuum* zuschreibt? Virchow argumentiert:

„Es erscheint gewiß ebenso sonderbar, als es eine große Freiheit der Sprache anzeigt, daß der Begriff des Individuums darin gesucht wird, daß es *seiner Natur nach* nicht zerlegt

---

318 Johach, S. 115.
319 Vgl. Virchow, Rudolf: Atome und Individuen. Vortrag, gehalten im wissenschaftlichen Vereine der Singakademie zu Berlin am 12.2.1859, in: Drei Reden über Leben und Kranksein, hrsg. v. F. Krafft, München 1971, S. 37.
320 Ders., S. 40.
321 Ders, S. 41.
322 Vgl. Ders., S. 42f.

werden *darf.* [...] *Das Individuum ist demnach eine einheitliche Gemeinschaft,* in der alle Theile zu einem gleichartigen Zwecke zusammenwirken oder, wie man es auch ausdrücken mag, nach einem bestimmten Plane thätig sind."[323]

Im Gegensatz zum *Atom* ist das *Individuum* veränderlich und vergänglich. Es zeichnet sich durch die physische Trennung von anderen Individuen aus, wobei es sehr wohl die Fähigkeit und auch die Absicht besitzt, Verbindungen mit diesen einzugehen. Wenn das *Individuum* vollständig in einem Verband aufginge, so verlöre es seine Besonderheit und damit seine Individualität.

Virchow definiert das Individuelle als Gegensatz zum Allgemeinen. Erstgenanntes *„entringt sich der Nothwendigkeit des allgemeinen Gesetzes, um in sich selbst sein Gesetz zu finden"*[324]. An dieser Stelle geht Virchow noch einen Schritt weiter und nennt den Drang nach Freiheit und Selbstbestimmung als bewegendes Moment, das jedes *Individuum* antreibe. Dies sei der wesentliche Unterschied zu allen anorganischen Elementarteilen und unter den natürlichen Erscheinungen einzigartig. Das Streben eines jeden Teiles nach Freiheit ist laut Virchow ein Zeichen für dessen Lebendigkeit. Das Lebendige ist sich selbst Zweck, wobei der Erhalt und die Fortführung von Leben dessen ganzen Spielraum bestimmen. Das *Individuum* bildet Virchows Darlegungen zufolge dadurch, dass es Zweck und Grenzen seiner Existenz in sich selbst trägt, eine wirkliche Einheit, die sich von der bloß gedachten Einheit des Atoms grundlegend unterscheidet.[325]

Diese Lebendigkeit spricht Virchow der Zelle zu, die nicht bloß von anderen Teilen des Körpers zu Lebensäußerungen angeregt werde, sondern von der vielmehr selbst das Leben ausgehe. Jeder Baustein des Organismus, soweit er einen zellulären Ursprung besitzt, ist Sitz des Lebens. Das Leben ist es, worin wir uns von der übrigen anorganischen Natur unterscheiden. Es bleibt die Frage: Ist das Individuum das Ganze oder die Summe der Teile?

Virchow räumt ein, dass sich die Naturwissenschaft mit einer einmütigen Beantwortung dieser Frage schwer tut. Das *Individuum* liegt in seine Bestandteile zergliedert vor unserem inneren Auge und wir suchen beim Anblick der Einzelteile mit ihrer vermeintlich individuellen Natur das Streben nach Freiheit und Selbstbestimmung. Virchow stellt fest, dass die Einheit innerhalb des Individuums in den höher entwickelten Wirbeltieren ansteigt, bis sie im Bewusstsein des Menschen als

---

[323] Virchow, Rudolf: Atome und Individuen. Vortrag, gehalten im wissenschaftlichen Vereine der Singakademie zu Berlin am 12.2.1859, in: Drei Reden über Leben und Kranksein, hrsg. v. F. Krafft, München 1971, S. 41f.
[324] Ders., S. 44.
[325] Vgl. Ders., S. 46.

offenkundigster Ausprägung ihren Abschluss findet. Das Bewusstsein des Menschen ist jedoch nicht etwa der bewegende Anteil oder die Richtung weisende Macht im Organismus. Sie ist das Bewegte, die *„edelste Frucht der langen Kette ineinander greifender Vorgänge, welche die Geschichte des Individuums ausmachen"*[326].

Das *Individuum* muss demzufolge im Inneren aus einer Vielzahl von einzelnen Teilen bestehen, die die Entwicklung von niederen zu höheren Zuständen gewährleisten und durch ihr Zusammenwirken Leben erst möglich machen. Diese Teile begeben sich in Gemeinschaften, aber sie zeichnen sich auch durch ihre jeweilige Besonderheit aus. Den Sinn für Gemeinschaft teilen sie mit Elementarteilen von Tieren und Pflanzen. Er ist die Grundlage für Leben im Allgemeinen. Das Besondere der Teile bedingt hingegen die vielgestaltigen Varianten von Leben. *Individualität* basiert Virchow zufolge auch auf den zarten Unterschieden in der Ausprägung und im Funktionieren einzelner Zellen und Zellgruppen.[327]

In Analogie zum Leben der Staaten ist die Gesundheit des Ganzen im Organismus an das Funktionieren und Zusammenwirken der Einzelteile gebunden, denn *„die Krankheit zerstört alle Illusionen über die substantielle Einheit des Organismus"*[328]. Bleibt weiterhin die Frage: Sind die Zellen die Individuen oder sind es die Menschen?

Virchow fordert, dass der Begriff für den organischen Bereich der Naturwissenschaften entweder aufgegeben oder streng an die Zelle gebunden werden müsse. Nur so könne man den einheitlichen Begriff von Leben für alle tierischen und pflanzlichen Organismen bewahren.

„Wer da weiß, daß das höchste Ziel des Lebens nur erreicht werden kann, indem zahllose, mit dem Charakter individuellen Daseins versehene, von Geschlecht zu Geschlecht in immer neuer Verjüngung sich übertragende Sondertheile zu einem gemeinschaftlichen Endzweck zusammenarbeiten, dem erst erschließt sich in dem eigenen Innern jene vielgesuchte und doch unerwartete Harmonie, welche zugleich den Verstand und das Gefühl befriedigt und welche ebenso sehr ein Maaß, als ein Anreiz für das sittliche Handeln wird."[329] Ebenso argumentiert Virchow zu einem späteren Zeitpunkt in seinem Aufsatz *Der Kampf der Zellen und der Bakterien* von 1885. Er weist darauf hin, dass die Eigenschaften und die Ausstattung der einzelnen Zelle mit den niedersten Pflanzen und

---

[326] Virchow, Rudolf: Atome und Individuen. Vortrag, gehalten im wissenschaftlichen Vereine der Singakademie zu Berlin am 12.2.1859, in: Drei Reden über Leben und Kranksein, hrsg. v. F. Krafft, München 1971, S. 63.

[327] Vgl. Ders., S. 64.

[328] Ders., S. 64.

[329] Ders., S. 67.

Tieren in weiten Bereichen Parallelen aufweisen. Da man diese gemeinhin als eigenständige Wesen betrachte, müsse man konsequenterweise auch eine Personifikation der Zelle anstreben, um den vorgefundenen natürlichen Zusammenhängen gerecht zu werden. Man dürfe dabei jedoch nicht den alten Vitalismus neu aufleben lassen. Die Zelle als Person zeichnet sich durch ihre Aktivität aus, die nicht etwa durch äußere Einflüsse, sondern durch innere, auf die Weiterführung des Lebens orientierte Vorgänge zustande kommt.

Zur Entwicklung der Zelltheorie innerhalb der letzten Jahrzehnte merkt er an:

„Sonderbarerweise hat es von Zeit zu Zeit, je nachdem irgend eine neue Seite der Zellenthätigkeit bekannt wurde oder mehr in den Vordergrund trat, Leute gegeben, welche mit den neuen Thatsachen die cellulare Theorie beseitigt glaubten. Selbst so ausserordentlich lehrreiche und beweisende Thatsachen, wie die autonome Bewegung und die Wanderung der Zellen, sind als Einbrüche in die cellulare Theorie betrachtet worden, während sie vielmehr dieselbe glänzend bestätigten und erweiterten."[330]

Damit erfüllt die Zelle dieselbe Funktion wie das Individuum in der Gesellschaft, auch wenn Virchow diesen Rückschluss nicht explizit ausführt. Mazzolini interpretiert die Verwendung der Metaphern *Individuum* und *gesellschaftliche Einrichtung* für die zellulären Elementarteile als heuristisches Mittel zur ausführlichen Darlegung einer Theorie über den vielzelligen Organismus. Dabei verwendet Virchow dem Autor zufolge den Begriff *Organismus* gegenüber dem damals üblichen Sprachgebrauch in umgekehrter Weise: Bisher war *Organismus* der Sender gewesen, jetzt wird er zum Empfänger.[331]

Virchows Vorstellung von der Zelle als *Individuum* ist insofern revolutionär als sie sich explizit auf deren Freiheit und Besonderheit, die neben dem Allgemeinen deutlich zutage tritt, beruft. Durch die grundlegende Ungebundenheit und Individualität der Zelle kommt ihrem Zusammenschluss mit weiteren Zellgruppen eine ganz besondere Bedeutung zu: Weit entfernt von hierarchischen Zwängen bahnt sich das Leben aus freien Stücken, einzig und allein mit dem Ziel der Fortführung des selbigen seinen Weg. Die Gemeinschaft, die die Zelle mit anderen Elementarteilen eingeht, wird durch die Betonung ihres besonderen, einzigartigen Charakters nicht geschmälert. Ihre Erfüllung liegt noch immer im Verbund mit Anderen, denn nur durch das Zusammenwirken gleichartiger Teile kann der Organismus zu höher entwickelten Formen gereichen.

---

[330] Virchow, Rudolf: Der Kampf der Zellen und Bakterien, in: VA, Bd. 101, 1. Heft, 1885, S. 3.
[331] Vgl. Mazzolini, S. 27.

5.2. *Autonomie* und Subordination

Die Autonomie der Zelle spielt eine wesentliche Rolle in dem metaphorisch-konzeptuellen Transformationsprozess, den Virchows Zelltheorie sowohl in biologischer als auch in politischer Hinsicht nach sich zieht. Der Begriff ist sowohl Ausgangspunkt eines veränderten Körpermodells wie auch der Kritik an der bisherigen Verwendung des Wortes *Staatsorganismus*, worauf zu einem späteren Zeitpunkt noch intensiver eingegangen werden soll. Die *Autonomie* steht im Gegensatz zu Subordination, eine der Zelle zugesprochene Eigenschaft, die Virchow widerlegen möchte. Johach betrachtet diesen Vorgang folgendermaßen:

„Um den neuen wissenschaftlichen Grundsatz zellulärer Autonomie in den Köpfen seiner Zuhörerschaft zu verankern und damit die ,Personification' seiner Zellen zu rechtfertigen, bringt Virchow eine rhetorische Strategie zur Anwendung. Er inszeniert eine Unzufriedenheit, die uns bei dem Gedanken überkomme, daß in unseren Körpern, jedes Glied an seinem Ort in voller, warmer Arbeit seinem Reize folge'."[332]

In der Vorlesungsreihe zu seiner Zelltheorie, die Virchow von Februar bis April 1858 hielt, beschrieb er das äußere Erscheinungsbild der Tierzelle und postulierte auf der Grundlage seiner Forschungsergebnisse die Bedeutung der Zelle als Ausgangspunkt allen biologischen Lebens. Die Feststellung, dass jeder tierische Organismus aus Zellen zusammengesetzt ist, von denen jede einzelne „*den vollen Charakter des Lebens an sich trägt*"[333], führte ihn weitergehend zu der Frage nach den konstitutiven Eigenschaften und der Einheit des Lebens.

„Der Charakter und die Einheit des Lebens kann nicht an einem bestimmten einzelnen Punkte einer höheren Organisation gefunden werden, z.B. im Gehirn des Menschen, sondern nur in der bestimmten, constant wiederkehrenden Einrichtung, welche jedes einzelne Element an sich trägt."[334]

Hier tritt der Kerngedanke von der relativen Autonomie der Virchowschen Zelle deutlich zutage. Virchow bezeichnet die funktionale Unabhängigkeit und die Übereinstimmung der grundlegenden Formen aller organischen Körper als Voraussetzung und damit konstitutive Eigenschaft allen Lebens. Dabei bemüht sich Virchow um eine schlüssige Darstellung des Organismus, der aus vielen kleinen Organismen

---

[332] Johach, S. 117f.
[333] CP, S. 17.
[334] CP, S. 17.

zusammengesetzt ist, die trotz ihrer relativen Eigenständigkeit in der Lage sind, eine Einheit zu bilden. Um diesen komplexen und auf den ersten Blick widersprüchlich erscheinenden Sachverhalt zu verdeutlichen, gebraucht Virchow die Analogie zwischen zellulären und gesellschaftlichen Strukturen.

„Daraus geht hervor, dass die Zusammensetzung eines grösseren Körpers, des sogenannten Individuums, immer auf eine Art von gesellschaftlicher Einrichtung herauskommt, einen Organismus socialer Art darstellt, wo eine Masse von einzelnen Existenzen auf einander angewiesen ist, jedoch so, dass jedes Element [...] für sich eine besondere Thätigkeit hat, und dass jedes, wenn es auch die Anregung zu seiner Thätigkeit von anderen Theilen her empfängt, doch die eigentliche Leistung von sich selbst ausgehen lässt."[335]

Der menschliche Körper als „eine Art von Gesellschaft"[336] gewährleistet durch das konzertierte Zusammenwirken seiner Teile einen ungemein beeindruckenden Ausdruck von Leben. Gerade diejenigen, die Krankheit und damit den Ausfall einzelner funktionaler Elemente des Körpers erleben müssen, könnten die Bedeutung der wiederhergestellten physiologischen Abläufe ermessen. Und dennoch ist es Virchow zufolge nicht hinlänglich, die Existenz der Teile als konstitutive Elemente des Organismus zu beschreiben:

„Aber wir wollen mehr, des Menschen Herz ist unersättlich, der Geist streitet gegen die Lust des Fleisches. Wie, wir wären nur eine Gesellschaft von Theilen, das organische Individuum hätte keine Existenz, als in der Gemeinschaft! Ist es nicht gegen unser ästhetisches Urtheil, ist es nicht gegen unser philosophisches Wissen?"[337]

Der scheinbare Widerspruch zwischen Selbständigkeit und Subordination zieht sich durch zahlreiche Schriften zur Zelltheorie, die Virchow verfasste. So zitiert er in seinem Aufsatz *Cellular-Pathologie* von 1855 aus seinem *Handbuch der Speciellen Pathologie*:
„Da wir das Leben in den einzelnen Theilen suchen, und diesen trotz aller Abhängigkeit, die sie von einander haben, doch eine wesentliche Unabhängigkeit beilegen, so können wir auch den nächsten Grund der Thätigkeit, durch welche sie sich unversehrt erhalten, nur in ihnen selbst suchen. Diese Thätigkeit gehört den durch die Lebenskraft in Bewegung gesetzten Molecultheilchen mit den ihnen immanenten Eigenschaften oder Kräften, ohne daß wir im Stande wären, in oder außer ihnen noch eine andere Kraft, möge man sie nun

---

[335] CP, S. 17.
[336] Virchow, Rudolf: Atome und Individuen. Vortrag, gehalten im wissenschaftlichen Vereine der Singakademie zu Berlin am 12.2.1859, in: Drei Reden über Leben und Kranksein, hrsg. v. F. Krafft, München 1971, S. 51.
[337] Ders., S. 51.

Bildungs- oder Naturheilkraft nennen, als wirksam zu erkennen, oder auch nur der Lebenskraft, die ihnen mitgetheilt ist, außer der allgemeinen Erregung der formativen und nutritiven Bewegung noch eine Specialthätigkeit (*Spiritus rector*) zuzuschreiben."[338]

Virchow betont mehrfach, dass der neu ausgerichtete Fokus auf die Elementarteile des Organismus keineswegs den Verlust des Körpers als Einheit bedeute. Entgegen dem Konzept der Neuropathologie fehle jedoch der *Spiritus rector*, an dessen Stelle ein „*freier Staat gleichberechtigter, wenn auch nicht gleichbegabter Einzelwesen*"[339] trete. Nach jahrelanger Forschungsarbeit könne nun die einheitliche Anschauung biologischer Vorgänge zum allgemeinen Prinzip erhoben werden, wonach die Neuropathologie noch immer vergeblich suche. Virchow betont, dass die der Zelle zugeschriebenen Eigenschaften keineswegs im Widerspruch zu den Erkenntnissen über die Nerven stünden:

„Wir haben stets hervorgehoben, daß sowohl die isolirten, als die zu größeren Formgebilden zusammengewachsenen oder ausgewachsenen Zellen, zu denen also auch Nerven und Muskeln gehören, lebend und reizbar sind. Aber Nerven und Muskeln sind, wenn auch höher organisirte, edlere und wichtigere Theile, immer nur Theile neben anderen, coordinirten Theilen, von denen jeder seine eigenthümlichen Leistungen hervorbringt und andere zu den ihrigen anregen kann. Denn nicht bloß die Nerven erregen die eigenthümliche Function der Muskeln und der anderen Theile, sondern auch diese anderen Theile erregen ihrerseits die Function der Nerven."[340]

Anhand der Schriften aus der Zeit vor 1858 lässt sich die Bedeutung des Ausdrucks „*eine Art von gesellschaftlicher Einrichtung*", der schon damals in variierter Form mehrfach auftaucht, für die Entwicklung wie auch für die Darlegung der Virchowschen Theorie erkennen. Unter den Forschern, die zeitgleich mit Virchow im Wissenschaftsbetrieb arbeiteten, war der häufige Gebrauch von Metaphern in naturwissenschaftlichen Arbeiten allmählich in Misskredit geraten. Obwohl man unter den Naturforschern keinesfalls die Suche nach Analogien in der Natur, nach Möglichkeiten zu Rückschlüssen vom Besonderen auf das Allgemeine, ablehnte, empfand man doch die leichtfertige Verwendung unsystematischer Analogien als unzureichend für eine in sich schlüssige wissenschaftliche Beweisführung. Man hatte erkannt, dass der weitgehende Verzicht auf metaphorische Begriffe und Wortfelder eine klarere Darstellungsweise und Gedankenführung ermöglichte. Zulässig waren

---

[338] Handbuch der speciellen Pathologie und Therapie, Bd. 1, hrsg. v. R. Virchow, J. Vogel u. F. Stiebel, Erlangen 1854, S. 272.
[339] Ders.: Cellular-Pathologie, in: VA, Bd. 8, 1. Heft, 1855, S. 25.
[340] Ders., S. 24f.

jedoch immer noch diejenigen Analogien, die eine gewisse erklärende Funktion besaßen und somit als gedankliches Hilfskonstrukt angewandt wurden. Vor diesem Hintergrund muss man die von Virchow gebrauchten Metaphern in Augenschein nehmen.[341]

Die Bemühungen Virchows, den Organismus im metaphorischen Feld von *Staat* und *Gesellschaft* anzusiedeln, sind inkonsistent, worauf im folgenden Kapitel noch eingegangen werden soll. Einzig allein die Individualisierung der Zelle und die Betonung ihrer Autonomie bilden einen durchgehenden Bezugspunkt innerhalb der Virchowschen Zelltheorie. Dabei stellt die Betonung der Individualität der Zelle einen wichtigen Schritt im Prozess der Befreiung aus der Subordination dar. Dies geschieht im biologischen Sinne dadurch, dass der Zelle das Kriterium des Lebens mit allen darin begriffenen Konsequenzen zugesprochen wird. Ihre Existenz wird damit zur Bedingung des lebendigen Organismus. Ebenso verweist Virchow, wie oben beschrieben wurde, auf die Aktivität, durch die sich die individuelle Zelle auszeichne. Johach erkennt darin, dass Virchow diesen Aspekt in den Vordergrund rückt, eine Verdichtung des Netzes von Verweisen zwischen dem gesellschaftlichen und dem biologischen Begriff des Individuums.[342]

Die Autonomie der Zelle bildet den unumstößlichen Ausgangspunkt in Virchows Organismustheorie. Die Selbständigkeit beinhaltet laut Virchow die Möglichkeit, *„dass [...] jede einzelne Zelle ihre besonderen Wege gehen, ihre besonderen Veränderungen erfahren kann, ohne dass mit Nothwendigkeit das Geschick der zunächst liegenden Zellen daran geknüpft ist"*[343]. Dennoch kommt Virchow nicht umhin, die Subordination der Teile unter das Ganze im Dienste des funktionierenden physischen Körpers anzuerkennen. Er versucht diesen Widerspruch dadurch aufzulösen, dass er gerade die Unterordnung des Elementarteiles als wichtigen Schritt auf dem Weg zu mehr Individualität und damit zu höheren Entwicklungsformen darstellt.[344] Die für den Fortbestand des Organismus notwendige Subordination der Zelle muss Virchow auch weiterhin gelten lassen, obgleich sie für ihn „aus offenbar politischen Gründen unerwünscht"[345] ist.

---

[341] Vgl. Mazzolini, S. 25ff.

[342] Vgl. Johach, S. 120.

[343] CP, S. 18.

[344] Vgl. Virchow, Rudolf: Atome und Individuen. Vortrag, gehalten im wissenschaftlichen Vereine der Singakademie zu Berlin am 12.2.1859, in: Drei Reden über Leben und Kranksein, hrsg. v. F. Krafft, München 1971, S. 67.

[345] Johach, S. 118.

5.3. Gemeinschaft, Gesellschaft, Zellenstaat

Es ist unverkennbar, dass Virchow in seiner Beschreibung des Organismus eigene politische Vorstellungen vom idealen Staat einfließen ließ. Mazzolini wagt sogar die These einer direkten Übertragung der Gesellschaftsauffassung Virchows auf den Organismus und sieht somit eine *„Vision des Organismus"*[346], die unmittelbar aus Virchows politischen Überzeugungen abgeleitete wurde. Es ist jedoch schlussendlich nicht möglich, auf der Grundlage des vorliegenden Quellenmaterials ein abschließendes Urteil über Ursprung und Bedeutungsübertragung der zirkulierenden Analogien zwischen Organismus und Gesellschaft bei Virchow zu fällen.[347]

Ein wesentlicher Bestandteil seines Körpermodells ist die Verbindung zwischen Zelltheorie und Entwicklungsbiologie. Dieses Vorgehen schafft in Bezug auf die Politisierung der Zelle Raum für weitere „Resonanzen mit dem gesellschaftlichen Feld"[348]. In der Evolutionsgeschichte erfolgt die Höherentwicklung der Organismen aus zu Anfang bestehenden, einfachen organischen Verbindungen. In Analogie dazu steht der Aufbau des Körpers aus Grundbestandteilen, die durch ihren Zusammenschluss eine neue, höher entwickelte Einheit bilden. Individualgeschichtlich gesehen handelt es sich beim menschlichen Körper um den Abkömmling einer Eizelle, entwicklungsgeschichtlich um einen Verbund von einfacheren Elementarteilen beziehungsweise Einzellern. Letztgenannte Betrachtungsweise eröffnet den vergleichenden Blick auf die Entstehung und das Leben menschlicher Staatengemeinschaften. Dieser Analogieschluss gibt Virchow die Möglichkeit, seinen Zellenstaat aus einzelnen Individuen im Nachhinein zu vergesellschaften. Das menschliche Individuum verdankt sich damit der Vergesellschaftung einzelner Zellen, die ihrerseits Individuen sind.[349]

Die von Virchow vertretene gesellschaftliche Konzeption des Organismus ist trotz aller didaktischen Vorzüge nicht nur ein Hilfskonstrukt zur Erläuterung seiner Zelltheorie, sondern stellt darüber hinaus einen festen Bestandteil im Denken Virchows dar. Diese These kann anhand zahlreicher Textstellen aus Arbeiten, die bereits vor 1860 entstanden sind und Vorstufen der gesellschaftlich-biologischen Analogien enthalten, belegt werden. Dazu zählt der Beitrag *„Ueber die Reform der pathologischen und therapeutischen Anschauungen durch die microskopischen Untersuchungen"* (1847), in dem er schreibt, dass die Lebenskraft als einendes

---

[346] Mazzolini, S. 29.
[347] Vgl. Goschler, S. 279f.
[348] Johach, S. 118.
[349] Vgl. Dies., S. 119.

monarchisches Prinzip durch eine den Zellen zugesprochene „*vielspaltige Gewalt*"[350] abgelöst worden sei.

In dem Aufsatz *Cellular-Pathologie*, der im *Archiv für pathologische Anatomie und Physiologie und für klinische Medicin* 1855 veröffentlicht wurde, zeigt Virchow die Konsequenzen auf, die die relative Autonomie der Zelle auf die Vorstellung vom Gesamtkonzept des Organismus hat:

„Es ist daher keine Noth, dass wir durch unsere vielen Lebensheerde die Einheit des lebenden Organismus verlieren. [...] Der *Spiritus rector* fehlt; es ist ein freier Staat gleichberechtigter, wenn auch nicht gleichbegabter Einzelwesen, der zusammenhält, weil die Einzelnen auf einander angewiesen sind, und weil gewisse Mittelpunkte der Organisation vorhanden sind, ohne deren Integrität den einzelnen Theilen ihr nothwendiger Bedarf an gesundem Ernährungsmaterial nicht zukommen kann."[351]

Es konnte gezeigt werden, dass Virchow, obgleich er den Körper als „eine zelluläre Abstammungsgemeinschaft"[352] begreift, nicht an die Metaphorik der Familie, sondern an die von *Gesellschaft* und *Staat* anknüpft. Die Zelle als Individuum soll ihre Selbständigkeit nicht zum Zweck des Ganzen verlieren. Die Zusammenführung der Vorstellung eigenständiger Zellen mit dem menschlichen Individuum bedeutet eine Verdopplung von Leben innerhalb des Körpers. Schleiden verweist bereits in seiner Schrift *Beiträge zur Phytogenesis* auf das „zweifache Leben"[353], das die Zellen innerhalb des Körpers besitzen. In Virchows Theorie wird die vorgefundene Verdopplung des Lebens im Organismus mit weiteren politischen Konnotationen versehen. Die Zelle konstituiert nicht bloß das Körperganze, sie vereint auch in sich die zeitgleich stattfindende Herausbildung zweier Grundeigenschaften bürgerlicher Existenz: Das menschliche Individuum ist in seinem Dasein als Mitglied der Gesellschaft zugleich *citoyen* und *bourgeois*. Dessen Tun, in Analogie zum zellulären Individuum, ist von zweierlei Grundeigenschaften motiviert. Es besitzt die Bereitschaft zur Subordination zu seinem eigenen Vorteil und zum Wohle des Ganzen und zeitgleich genügt es sich selbst in seiner Eigenschaft als autonome Lebenseinheit.[354]

---

[350] Virchow, Rudolf: Über die Reform der pathologischen und therapeutischen Anschauungen durch die mikroskopischen Untersuchungen, in: VA, Bd. 1, 2. Heft, 1847, S. 216.

[351] Virchow, Rudolf: Cellular-Pathologie, in: VA, Bd. 8, 1. Heft, 1855, S. 25.

[352] Johach, S. 119.

[353] Schleiden, Matthias: Beiträge zur Phytogenesis, in: Klassische Schriften zur Zellenlehre, hrsg. v. M. Schleiden, T. Schwann, M. Schultze, Leipzig 1987, S. 138.

[354] Vgl. Johach, S. 120.

Virchow kritisiert damit die Tendenz der Forscher und Ärzte, das Prinzip des Organismus in der Form einer übergeordneten Struktur, der alle anderen kleineren Bestandteile zuarbeiten, zu suchen. Er setzt an dessen Stelle den föderativen Verbund der einzelnen Teile, die aufeinander angewiesen sind und über denen es keinen *„Kaiser"* beziehungsweise kein *„Directorium"*[355] gibt, jedoch einige bevorzugte Glieder mit herausragender Bedeutung für den Gesamtverbund. Die Differenzierung zwischen Bestandteilen des Organismus mit größerem und geringerem Einfluss auf physiologische Vorgänge beschreibt Virchow in seinem Vortrag *Atome und Individuen*, den er am 12. Februar 1859 vor dem wissenschaftlichen Verein der Singakademie Berlin hielt. Darin definiert er den Organismus als *„eine Gesellschaft lebender Zellen, [...] wohl eingerichtet, mit allem Zubehör von Ober- und Unterbeamten, von Dienern und Herren, grossen und kleinen."*

Der Verweis darauf, dass die neue Ordnung des Organismus kein hermetisch geschlossenes System darstellt, kann ebenfalls mit Blick auf den gesellschaftlich-biologischen Vergleich gelesen werden. Auch das demokratisch regierte Volk bildet einen sozialen Verbund, der keinesfalls statisch ist, sondern sich vielmehr in einem ständigen Entwicklungsprozess zur Verbesserung der eigenen Lebensbedingungen befindet.

Virchow fordert, den Blick auf die Zelle als kleinsten Bestandteil der Organismen zu richten und dessen Tätigkeit nicht als eigenständige Lebensäußerung sondern als Summe zellularer Vorgänge zu begreifen.

„So ist es denn gewiss keine unbillige Forderung, dass dem grösseren, wirklich existirenden Theile des Körpers, dem „dritten Stande", auch eine gewisse Anerkennung werde, und wenn diese Anerkennung zugestanden wird, dass man sich nicht mehr mit der blossen Ansicht der Nerven als ganzer Theile, als eines zusammenhängenden einfachen Apparates, oder des Blutes als eines bloss flüssigen Stoffes begnüge, sondern dass man auch innerhalb des Blutes und des Nervenapparates die ungeheure Masse kleiner wirksamer Centren zulasse."[356]

Dabei ging es Virchow keineswegs darum, die ältere Schule der Humoral- oder Nervenpathologie in ihren Grundlagen in Misskredit zu bringen. Er nahm lediglich Anstoß daran, dass dem Blut und den Nerven eine Monopolstellung zugesprochen und der Einfluss anderer Faktoren auf den Organismus weitestgehend außer Acht gelassen wurde. Diesen Gedankengang legt er in einer Anmerkung, die 1856 der

---

[355] Virchow, Rudolf: Die pathologische Physiologie und die pathologischen Institute, in: VA, Bd. 13, 1. Heft, 1858, S.12.
[356] CP, S. 21.

Neuauflage seiner Arbeit *Die Einheits-Bestrebungen in der wissenschaftlichen Medicin* (1849) hinzugefügt wurde, dar:

„Indem wir das Recht des Tiers-état der vielen, kleinen Elemente verfechten, mag es aussehen, als sollte die Aristokratie und Hierarchie von Blut und Nerv bis in ihre Wurzeln zerstört werden. Allein auch hier ist es nur die Usurpation, welche wir angreifen, das Monopol, welches wir auflösen wollen, und noch einmal heben wir hervor, dass wir Blut und Nerv als gleichberechtigte Faktoren neben den übrigen Theilen vollständig anerkennen, ja dass wir ihre dominirende Bedeutung durchaus nicht bezweifeln, dass wir aber ihren Einfluss auf die übrigen Theile nur als einen erregenden und mässigenden, nicht als einen absoluten zugestehen."[357]

Diese gegenüber der Humoralpathologie versöhnliche Haltung findet man auch in dem Aufsatz *Kritiker der Cellularpathologie*, in dem sich Virchows den durch die Thesen der Zellularpathologie ausgelösten Angriffen seiner Kritiker stellt:

„Nur der Atomismus kennt „letzte Einheiten ohne nothwendiges Band"; der Cellulismus dagegen verhält sich im Princip nicht anders, als der Humorismus und Solidismus, denn auch für ihn sind die Theile des Körpers nothwendig zusammengehörige, auf einander angewiesene und in einem solidarischen Bedürftigkeits-Verhältnisse zu einander stehende Gebilde. Nur darin liegt der Unterschied, dass nach der cellularen Anschauung die Theile des Körpers eine gesellschaftliche Einheit und nicht, wie im Sinne der humoralen und solidaren Schulen, eine despotische oder oligarchische Einheit bilden."[358]

Es konnte gezeigt werden, dass sich Virchow in der Zellularpathologie im Vergleich zur weit verbreiteten organizistischen Staatstheorie in umgekehrter Weise dem *Organismus*-Begriff näherte. Um die Funktion der Zelle innerhalb des Zellverbundes zu beschreiben, verglich er diese mit dem Individuum in der Gesellschaft und stellte dabei eine Parallele zwischen der beobachten Tätigkeit der Zelle und dem mündigen Bürger als Mitglied einer freiheitlichen Gesellschaft fest. Die Zellen, die in ihrem Zusammenwirken den Organismus bilden, sind in dieser Aufgabe aufeinander angewiesen. Sie sind befähigt, sich gegenseitig anzuregen, wobei die daraus resultierende Aktion eine selbsttätige ist. Virchow setzte damit implizit die *„gesellschaftliche Einrichtung"* als eine Gemeinschaft solidarisch verbundener Individuen voraus, die zur bestmöglichen Gestaltung der eigenen Lebensvorgänge das Gemeinwesen benötigen und es gleichzeitig erst dadurch ins Leben rufen.

---

[357] Virchow, Rudolf: Die Einheitsbestrebungen in der wissenschaftlichen Medicin, In: Gesammelte Abhandlungen zur wissenschaftlichen Medicin von Rudolf Virchow, Hamm ²1862, S. 51.
[358] Virchow, Rudolf: Die Kritiker der Cellularpathologie, in: VA, Bd. 18, 1./2. Heft, 1860, S. 5.

5.4. Von Staatsbürgern und Müttern: Krankheit als „*Leben unter veränderten Bedingungen"*

Ein konstitutives Element in Virchows Zellularpathologie ist die Annahme eines gemeinsamen Ursprungs krankhafter und gesunder Prozesse im Körper. Virchow bemüht sich dabei um eine Erklärung pathologischer Vorgänge auf der Grundlage physiologischer Lebensäußerungen. Nach Müller und Virchow entstehen Geschwülste auf dem gleichen Weg wie embryonale Gewebe. Der entscheidende Unterschied der beiden Bildungsprozesse liege somit nicht in deren formalem Ablauf, sondern darin, dass die krankhaften Geschwüre zur falschen Zeit (Heterochronie) und an unangemessenen Orten (Heterotopie) entstehen.[359]

In dem Modell von Krankheit, wie es Virchow in den 1840er Jahren entwirft, überlappen sich normale und krankhafte Prozesse innerhalb des Organismus. Sie unterliegen den gleichen Gesetzmäßigkeiten und bilden das Resultat der Einwirkung äußerer Stimuli:

„Die Krankheit ist nichts Neues, sie ist kein fremdes, hergekommenes Wesen, kein Kampf feindlicher Potenzen, kein Hereindringen äußerer Kräfte. Die Erscheinungen des Lebens erfolgen nach bestimmten Gesetzen, die ihrerseits nur unter bestimmten Bedingungen möglich sind. Fehlen diese Bedingungen ganz, so tritt der Tod ein; fehlen sie zum Theil, so werden gewisse Erscheinungen unmöglich; ist eine Reihe von Bedingungen günstiger als andere, so werden auch die von ihr resultirenden Erscheinungen lebhafter sein und umgekehrt. Die Pathologie ist also weiter Nichts als eine Anwendung der Physiologie *auf* mit specieller Benutzung der Anatomie und Chemie, und die Behandlung des kranken Körpers besteht einfach darin, die für die Erscheinungen des Lebens günstigen Bedingungen hervorzurufen, also von den physiologischen Erfahrungen den bestmöglichen Gebrauch zu machen."[360]

Diese Betrachtungsweise stand der weit verbreiteten Auffassung entgegen, dass Geschwülste analog zu schmarotzenden Pflanzen danach trachteten, „sich im oder am Körper zu einem eigenständigen Organismus auszuwachsen"[361]. Das Bezugssystem Pflanze scheint aufgrund der ihm nachgesagten Fähigkeit zur *generatio spontanea* in wissenschaftlicher Hinsicht für Virchow nicht mehr angemessen, die Frage nach der Entstehung des Kranken im menschlichen Organismus zu beantworten.

---

[359] Vgl. Johach, S. 210.
[360] Virchow, Rudolf: Medizin und Naturwissenschaft, Zwei Reden 1845, S. 69.
[361] Johach, S. 211.

„Demnach leugne ich, dass eine Heterologie in dem Sinne existirt, [...] dass nehmlich die Geschwulst nach einem ganz neuen Plane, nach einem ganz neuen Gesetz in dem Körper sich bilde und existire. Vielmehr finde ich, das jede Art der Geschwulstbildung, sie mag sein, wie sie will, im Wesentlichen übereinstimmt mit bekannten typischen Bildungen des Körpers [...]."[362]

Johach weist in ihrer Arbeit über Krebszellen und den dazugehörigen Zellenstaat bei Virchow auf die weibliche Besetzung der Geschwulst im Prozess der Krebsentstehung hin. Virchow bezeichnet die aus dem ursprünglichen Krebsgeschwür entstehenden Absiedelungen als *„Tochterknoten"*. Die Vermehrung des Krebses ereigne sich, *„gerade wie wenn ein Seminium ausgestreut wäre, welches hier und dahin gefallen wäre und gekeimt hätte"*[363]. Die anfängliche Geschwulst wird als Mutter der neu entstehenden Gebilde dargestellt, womit die Abfolge der Neubildungen laut Johach eine spezifisch weibliche Codierung erhält.

Virchow vermeidet angesichts der drohenden Widersprüchlichkeit deutliche Worte zum Ursprung des primären Krebsherdes und wendet seinen Fokus stattdessen auf die Entstehung sekundärer Geschwülste. Sie seien

„[...] wie eine zweite Generation, auf welche die Eigenthümlichkeiten der ersten durch ein gewisses Seminium übertragen sind, so wie der Vater seine Eigenthümlichkeiten durch den Samen auf die Eizelle und auf das Kind überträgt. Das, was befruchtet wird, was also in dieser pathologischen Erregung dem Ovulum gleichsteht, das wissen wir jetzt ganz genau, das ist ein bestimmtes Muttergewebe, eine Matrix."[364]

Das Muttergewebe bringt demnach weitere Geschwülste mit Hilfe eines zeugenden Samens zur Entstehung. Metastasen bilden somit die folgenden Generationen eines ursprünglichen Krebsgewebes und ähneln sich stark in ihren Grundeigenschaften und gewebsbezogenen Besonderheiten: *„An sich tragen diese Tochterzellen keine wesentlichen Eigenthümlichkeiten, das Eigenthümliche liegt nur in der endogenen Entwicklung."*[365]

Mit der Analogie zwischen Zellen und Staatsbürgern charakterisiert Virchow Zellverbände in einem gesunden Organismus. Die Krebszellen und ihre Metastasen beschreibt er auf der Grundlage eines anderen Metaphernfeldes: desjenigen der

---

[362] Virchow, Rudolf: Die krankhaften Geschwülste, Dreissig Vorlesungen gehalten während des Wintersemesters 1862-1863 an der Universität zu Berlin, Bd. 1, S. 29.
[363] Ders., S. 55.
[364] Ders., S. 86.
[365] Virchow, Rudolf: Zur Entwicklungsgeschichte des Krebses, nebst Bemerkungen über Fettbildung im thierischen Körper und pathologische Resorption, in: VA, Bd. 1, 1847, S. 107.

Generativität. Der darin enthaltene Vergleich mit der Befruchtung der Eizelle und einem zugrunde liegenden formativen Reiz stellt die Krebszelle zu einem gewissen Grad als passiven Empfänger einer von außen erfolgenden Aktion dar. Die Konnotation, die die Zelle an dieser Stelle erhält, widerspricht der vielfach betonten Autonomie der Zelle im gesunden Organismus.[366]

Nach Johach besitzen Virchows Zellen „die Codierungen beider Geschlechter"[367]. Im Gesunden überlagere die Rolle der Zelle als männlich codierter Staatsbürger deren Erscheinung. Als Krebszelle bestimme hingegen die weibliche Konnotation des an der Spitze einer weiblichen Generationenfolge von Gewebebildungen stehenden Mutterknotens ihr Gesamtbild. Der Zeugungsvorgang durch ein samenähnliches Äquivalent soll von infektiösen Säften einer bereits existierenden bösartigen Wucherung ausgehen.

Dieses Bild der Krebsentstehung fügt sich nicht ohne weiteres in Virchows Konzept einer physiologischen Pathologie ein. Zum einen ist diese Form der Vermehrung nicht mit den Grundsätzen der Zellularpathologie (,,omnis cellula e cellula") vereinbar. Zum anderen enthält die Analogie einen weiteren Bedeutungsaspekt, der den metaphorischen Zellenstaat in einem anderen Licht erscheinen lässt: Die hier dargestellten Zellen handeln nicht mehr mit Hinblick auf das übergeordnete Gemeinwohl des Zellenverbundes, sondern verwenden alle Anstrengungen darauf, den eigenen Fortbestand zu gewährleisten.

Das Modell der Befruchtung in der Geschwulstentstehung wird bei Virchow zu einem metaphorischen Leitkonzept. Bezüglich ihrer viel beschworenen Autonomie muss die Zelle dadurch zweierlei Veränderungen erfahren: Zum einen büßt sie an Selbstbestimmung ein. Sie wird zum fruchtbaren Grund für einen von außen kommenden formativen Reiz, der ihre Befruchtung zum Ziele hat. Auf der anderen Seite führt die Krebszelle ein Dasein, das sich primär nach ihren eigenen unmittelbaren Bedürfnissen ausrichtet. Die Autonomie der Zelle als Bestandteil eines malignen Gewebes ist hier vollkommen überzeichnet, denn der größte Teil ihrer Tätigkeit unterliegt egoistischen Motiven. Der Organismus wird auf seine vegetative Funktion reduziert. Der Zellenstaat als politische Einheit verschwindet dadurch.[368]

---

[366]   Vgl. Johach, S. 216.
[367]   Dies., S. 217.
[368]   Vgl. Dies., S. 342.

5.5. Die Grenzen der *Autonomie*: Krankheit als parasitäre Lebensform

Auch Virchow, der sich weigert, Krankheit als eine Art fremden Eindringling zu betrachten, verwendet die Leitmetapher des *Parasiten*.

„In der That muss jede Neubildung, welche dem Körper keine brauchbaren Gebilde zu-führt, als ein parasitisches Wesen am Körper betrachtet werden. Erinnere man sich nur, dass der Begriff des Parasitismus nur graduell etwas Anderes bedeutet, als der Begriff der Autonomie jedes Theiles des Körpers. Jede einzelne Epithelial- und Muskelzelle, jedes Knorpel- und Bindegewebskörperchen führt im Verhältniss zu dem übrigen Körper eine Art von Parasitenexistenz, so gut wie jede einzelne Zelle eines Baumes im Verhältniss zu den anderen Zellen desselben Baumes eine besondere, ihr allein zugehörende Existenz hat und den übrigen Elementen für ihre Bedürfnisse (Zwecke) gewisse Stoffe entzieht. Der Begriff des Parasitismus, im engeren Sinne des Wortes, entwickelt sich unmittelbar aus dem Begriffe der Sebständigkeit der einzelnen Theile.“[369]

Der Übergang von einem normalen Zusammenspiel der zellulären Aktivität hin zur Herausbildung parasitärer Lebensformen im Körper findet schleichend statt. Es gibt keine klare Linie, keine bösartige Geschwulst, die durchweg bösartige Eigen-schaften besitzt. Das Pathologische zeichnet sich vielmehr durch das Überwiegen eigennütziger Verhaltensweisen aus. Doch auch die gesunde Zelle handelt in ge-wissem Maße eigennützig, lässt ihre Tätigkeit jedoch ebenso Raum für das Funkti-onieren und die Existenz anderer lebenswichtiger Zellherde. Der Parasitismus, den Virchow den pathologischen Neubildungen zuschreibt, muss man sich als graduell vorstellen.

„Der Begriff des Parasiten ist daher nicht zu beschränken auf eine einzelne Reihe von Ge-schwülsten, sondern er gehört allen plastischen (formativen) Erzeugnissen an, vor Allem den heteroplastischen, welche in ihrer weiteren Entwickelung nicht homologe Producte, sondern Neubildungen hervorbringen, welche für die Zusammensetzung des Körpers mehr oder weniger ungehörig sind.“[370]

Krebs ist demnach eine Erkrankung, die auf das Engste mit körpereigenen Prozes-sen verbunden ist und am Stoffwechsel desselben teilnimmt. Die erkrankte Zelle ist nicht nur Ort der Krankheitsmanifestation, sondern entwickelt sich zum eigentli-chen Wesen der Krankheit. Dadurch wird die Zelle zum Konkurrenten des Bazil-

---

[369] CP, S. 545.
[370] CP, S. 546.

lus, den die Bakteriologie im 19. Jahrhundert zum ontologischen Gegenstand des Pathologischen erhebt.

Das Konzept des Parasitismus besitzt den Vorteil, dass es auf zwei völlig unterschiedliche Krankheitskonzepte angewandt werden kann. Da Egoismus laut Virchow als Bestandteil allen Lebens betrachtet werden muss, wird übersteigerter Eigennutz – die ausgeprägte Form des Parasitismus – zur quantitativen Abweichung von ansonsten normalen Lebensvorgängen. Auf diese Weise lässt sich die Zelle als Parasit in das Modell der physiologischen Pathologie einfügen. Des Weiteren besteht aber auch die Möglichkeit, durch den *Parasiten* eine Personifizierung von Krankheit zu erzielen. Obwohl seit den 1840er Jahren immer mehr Forscher die grundsätzliche Gleichartigkeit von pathologischen und physiologischen Vorgängen voraussetzten, stellte sie die Frage nach dem Wesen maligner Erkrankungen diesbezüglich vor Probleme. Die Krebszelle erscheint in ihrer ganzen Bedrohlichkeit von Grund auf anders zu sein als ihr gesundes Pendant, weshalb „die Suche nach der Wesensdifferenz als eine Leitvorstellung der Krebskonzeption betrachtet werden"[371] muss. Die Metapher des *Parasiten* ermöglicht eine Darstellung, die die Fremdheit, das von Außen in den gesunden Körper Vordringende, unterstreicht.

Auf der einen Seite lehnt Virchow die weit verbreitete Betrachtungsweise, nach der Geschwülsten als schmarotzende Lebewesen dargestellt werden, ab. Dennoch betont auch er in Bezug auf maligne Neubildungen:

„Allen diesen Betrachtungen liegt der an sich ganz richtige Gesichtspunkt des Parasitismus zu Grunde, der nicht blos aus der Erfahrung, unmittelbar, sondern auch theoretisch sehr wohl zu demonstriren ist [...]."[372]

In dem Aufsatz *Cellular-Pathologie* widmet sich Virchow der Frage nach der Bösartigkeit der Geschwülste. Er weist darauf hin, dass diese entgegen der allgemein vorherrschenden Auffassungen kein generelles Charakteristikum aller Geschwülste sei:

„Aber die Bösartigkeit ist ja eben nur eine Eigenschaft gewisser Arten von Geschwülsten und wenn man einmal weiß, daß man es z. B. mit einem Krebs zu thun hat, so weiß man auch, daß er bösartig ist. Man muß daher wissen, was ein Krebs ist und wodurch, abgesehen von der Bösartigkeit, sich der Krebs von anderen Geschwülsten unterscheidet."[373]

---

[371] Johach, S. 340.
[372] Virchow, Rudolf: Die krankhaften Geschwülste, Dreissig Vorlesungen gehalten während des Wintersemesters 1862-1863 an der Universität zu Berlin, Bd. 1, S. 19.
[373] Virchow, Rudolf: Cellular-Pathologie, in: VA, Bd. 8, 1. Heft, S. 11.

Die Lösung liegt in der genauen Untersuchung der Histologie und Physiologie der gefundenen Gewebe. Die vorschnelle Kategorisierung in bösartig und gutartig, Krebs und physiologisches Wachstum, gehe an den Realitäten organischen Lebens vorbei:

„Freilich, wenn Alles, was bösartig ist, ein Krebs sein muß, und Alles, was unschädlich oder mäßig schädlich verläuft, absolut keiner sein darf, wenn man mit seinem Resultate schon fertig ist, bevor man noch angefangen hat, so ist es gar nicht der Mühe werth, noch Worte darüber zu verlieren."[374]

Virchows *Parasit* als Ort der Krankheitsmanifestation *„ist und bleibt die Zelle"*[375]. Jeder Organismus bildet ein in sich zusammenhängendes System, das auf der Basis einer begrenzten Anzahl typischer Formbestandteile aufgebaut ist. Die Umstände, unter denen diese Formbestandteile wachsen und sich vermehren, können physiologisch oder pathologisch sein:

„Kein ungünstiges Verhältniß kann etwas Anderes leisten, als die Entwicklung hemmen, also relativ junge Formbestandtheile zum Untergange oder zum Stillstande führen, oder die Entwicklung quantitativ vermehren, wenn auch auf Kosten anderer Functionen, also zum Schaden des Körpers. Aber ich läugne entschieden, daß irgend ein pathologischer, d. h. ein unter ungünstigen Bedingungen verlaufender Lebensvorgang im Stande sei, qualitativ neue, über den gewöhnlichen Kreis der typischen Formen der Gattung hinaus liegende Bildungen hervorzurufen. Alle pathologischen Formen sind entweder Rück- und Umbildungen oder Wiederholungen typischer, physiologischer Gebilde."[376]

Die *Autonomie* als positiv besetztes Attribut des zellulären Staatsbürgers vermag sich über alle Maßen zu steigern und in parasitäre Lebensformen zu münden. Liefern diese noch zu Anfang ihren Tribut beim Austausch von Stoffen und der Aufrechterhaltung des Organismus, so reicht ihr persönlicher Anspruch doch bald über das Normale und nahe Liegende hinaus. Die Lebensgrundlage der übrigen Elemente muss notwendigerweise beschnitten werden, um den gesteigerten Bedürfnissen des parasitären Mitbürgers gerecht zu werden. Auf diese Weise wird die Krankheit bei Virchow doch noch zu einem Wesen erklärt: Die Zelle ist nicht nur Geschädigter, sondern auch das organische Element, das Krankheit bringt.[377]

---

[374] Virchow, Rudolf: Cellular-Pathologie, in: VA, Bd. 8, 1. Heft, S. 12.
[375] Ders., S. 15.
[376] Ders., S. 13f.
[377] Vgl. Johach, S. 222.

Bezogen auf die zwei Leben des Körpers birgt Virchows Metapher von der Autonomie der Zelle und deren Leben als Parasit zahlreiche gesellschaftliche Konnotationen. Virchow hat diese in seinen Schriften nur teilweise ausgeführt. Sein Aufbau des Organismus gibt uns dieselben Fragen auf, wie wir sie in der zeitgenössischen und auch aktuellen Kritik des Liberalismus finden: Wo endet die persönliche Freiheit des Einzelnen in der liberalen Gesellschaft? Wie viel Egoismus des Einzelnen kann beziehungsweise muss die Allgemeinheit tolerieren, um ihre Freiheitlichkeit zu wahren? Hinsichtlich dieser und anderer grundlegender Fragestellungen zu den politischen Bezügen lohnt es, Virchows Haltung gegenüber dem Begriff *Staatorganismus* näher zu betrachten.

6. Virchows Kritik am Begriff *Staatsorganismus*

Ende der 1840er Jahre nahm Virchow erstmals kritisch Stellung zum Begriff *Staatsorganismus*. Virchow bezeichnet in seiner Zellenlehre in Anlehnung an Schwann und Schleiden die einzelne Zelle als Individuum und damit als eigenständigen Organismus. In der umgekehrten Analogie zwischen Staat und Organismus kann der Staat demnach seiner Ansicht nach nur als Zusammenschluss einzelner Organismen beziehungsweise Individuen gesehen werden. Virchow kritisierte die organologische Staatsauffassung, in der der Staat sich aus konstitutiv abhängigen Organen zusammensetzt und damit als dem Individuum übergeordnete Institution betrachtet wird. Er sprach dem Staat jegliche Individualität im Sinne einer vom einzelnen Menschen unabhängigen Daseinsberechtigung ab und betrachtete ihn vielmehr als bloßes Instrumentarium im Dienste der bürgerlichen Gesellschaft und somit als Grundlage zur bestmöglichen Entfaltung und Eigenverwirklichung des Einzelnen.[378] Für ihn beinhaltet der Begriff Staat die „*sittliche[...] Einheit aller Einzelnen, aus der solidarischen Verpflichtung Aller für Alle*"[379].

Hingegen verwendete er gesellschaftliche Metaphern in seinen Untersuchungen der Organismen als gedankliche Struktur beziehungsweise als Hilfsmittel zur Darlegung von Erkenntnissen, steckt aber den Gültigkeitsbereich dieser Analogien sehr

---

[378] Vgl. Mann, Gunter: Medizinisch-biologische Ideen und Modelle in der Gesellschaftslehre des 19. Jahrhunderts, in: Medizinhistorisches Journal 1969, Bd. 4, Heft 1, hrsg. v. W. Artelt u. a., Hildesheim, S. 5.

[379] MR, Nr 5, 4.8.1848, S.22.

eng ab. Dies kann folgenden kritischen Anmerkungen zu seiner Zellenlehre entnommen werden:[380]

„Im Mittelalter pflegte man zu sagen, der Organismus sei die Welt im Kleinen, der Mikrokosmos. Nichts davon! der Kosmos ist kein Bild des Menschen! der Mensch kein Bild der Welt! Es giebt keine andere Aehnlichkeit des Lebens, als wieder das Leben. Man kann den Staat einen Organismus nennen, denn er besteht aus lebenden Bürgern; man kann umgekehrt den Organismus einen Staat, eine Gesellschaft, eine Familie nennen, denn er besteht aus lebenden Gliedern gleicher Abstammung. Aber damit hat das Vergleichen ein Ende."[381]

Die Vorkämpfer der naturwissenschaftlichen Medizin warfen den Anhängern des naturphilosophisch-romantischen Denkstils in den 1840er Jahren insbesondere den unbedachten Rückgriff auf biologische Begriffe, die sie auf andere Fachbereiche übertrugen, vor. Die Kritik an den politisch-biologischen Vergleichen der Naturphilosophen diente den Anhängern der reduktionstisch-mechanistischen Physiologie und namentlich Virchow zur Diskreditierung des romantischen Denkstils. Sie forderten eine nüchterne und klare Rhetorik in der Wissenschaft und verwiesen auf die Grenzen der Erklärungskraft metaphorischer Bilder.[382]

Virchow griff bei der Beschreibung biologischer Zusammenhänge jedoch häufig auf die Gesellschaftslehre zurück. So findet man vor allem in der *Medicinischen Reform* Begriffe wie *Association* und *Republik*, die seine biologischen Vorstellungen konkretisieren. Er gebrauchte das Vokabular gesellschaftlicher Zusammenhänge zur Beschreibung der Gewebe und ihrer zellulären Bestandteile, aber innerhalb des politischen Dialogs empfand er umgekehrt das metaphorische Feld biologischer Begrifflichkeiten als ungeeignet, da der Vergleich des Staates mit einem Organismus für ihn die Abhängigkeit des Menschen als festen Bestandteil des gesellschaftlichen Gefüges implizierte.[383]

Diese Auffassung vertrat auch Albert van Krieken, der 1873 eine kritische Untersuchung über die organizistischen Staatstheorien veröffentlichte, in der er seine Thesen durch direkte Zitate aus der *Cellularpathologie* untermauerte. In Einklang mit Virchows kritischem Ansatz sieht er einen entscheidenden Widerspruch in der Analogie von Staat und Organismus, die darin bestehe, dass die Menschen im

---

[380] Mazzolini, S. 103.

[381] Virchow, Rudolf: Atome und Individuen. Vortrag, gehalten im wissenschaftlichen Vereine der Singakademie zu Berlin am 12. 2.1859, in: Drei Reden über Leben und Kranksein, hrsg. v. F. Krafft, München 1971, S. 46.

[382] Vgl. Goschler, S. 281f.

[383] Vgl. Mann, S. 5f.

übertragenen Sinn die Organe des Organismus seien. Seinen Vorstellungen nach besitzen die Organe jedoch keinerlei Merkmale eigenständigen Lebens. Daraus ergibt sich für ihn die Schlussfolgerung, dass der organizistischen Staatslehre zufolge der Mensch nur als Mitglied eines Staates existieren kann. Dieser Betrachtungsweise widerspricht van Krieken und unterstreicht die Bedeutung des individuellen Lebens des Einzelnen neben der Existenz als konstitutiven Bestandteil des Staates:

„Die ganze Existenz eines Menschen wird keineswegs dadurch erschöpft, dass er neben andern Eigenschaften auch die Eigenschaft besitzt, politisches Individuum, d.h. Mitglied des Staats zu sein. Das ist es, was regelmässig übersehen zu werden scheint."[384]

Jedoch gab es auch andere Rezeptionsansätze der biologisch-gesellschaftlichen Analogien Virchows, in denen lediglich die *Cellularpathologie* von 1858 berücksichtigt wurde, nicht aber die Schriften, in denen er deutlich Kritik am Begriff des *Staatsorganismus* übt. Otto Gierke sah beispielsweise in der von den Naturwissenschaften begründeten Auffassung von der zellulären Beschaffenheit der lebenden Dinge eine Begründung für die organizistische Staatsauffassung. Er unterstellt van Krieken in der Rezension dessen Buches fehlendes Verständnis für die Aussagen Virchows in Bezug auf die organizistische Staatstheorie. Dabei entging Gierke, der in seinen Auffassungen die neue biologistische Richtung in den politischen Theorien widerspiegelt, die Kritik Virchows an einer Analogie zwischen Staat und Organismus sowie dessen Kernaussage von der relativen Eigenständigkeit und Individualität der Zelle.[385]

Virchow zufolge kann man den Staat lediglich als ein Aggregat von Individuen auffassen. Folglich müsse das Regelwerk, nach dem dieser politische Zusammenschluss organisiert werde, an den Rechten und Bedürfnissen des Einzelnen orientiert sein. Die Kritik am Begriff *Staatsorganismus* ist in Bezug auf ihren politiktheoretischen Aussagegehalt nach Mazzolini der originellste Aspekt in Virchows Analogien.[386]

In seiner 1856 veröffentlichten Abhandlung *Alter und neuer Vitalismus* wird Virchows Opposition gegen die im politisch-theoretischen Diskurs vorherrschende

---

[384] Krieken, Albert van: Ueber die sogenannte organische Staatstheorie. Ein Beitrag zur Geschichte des Staatsbegriffs, Leipzig 1873, S. 133.
[385] Vgl. Gierke, Otto: Die Grundbegriffe des Staatsrechts und die neuesten Staatsrechtstheorien, in: Zeitschrift für die gesammte Staatswissenschaft, Bd. 30, 1874, S. 285f.
[386] Vgl. Mazzolini, S. 96.

Tendenz, den Staat als hierarchisch strukturierten Organismus zu betrachten und über diesen Gedanken die Existenz des Einzelnen abzuwerten, deutlich:

„Ein Historiker ist sehr geneigt, in der Abstraction seines Studirzimmers die einzelnen lebenden Menschen zu vergessen, aus denen sich ein Staat oder ein Volk zusammensetzen. Er spricht von einem Leben der Völker, von einem Charakter der Nationen, als wenn eine einheitliche Gewalt alle Einzelnen beseelte und durchdringe, und er gewöhnt sich leicht daran, die Totalwirkung der ganzen Nation in der Entwickelungsgeschichte des Menschengeschlechts zu verfolgen, ohne der vielen Einzelwirkungen zu gedenken, aus denen sie sich zusammensetzt. Und doch ist alle Action in den Theilen und das Leben des Volkes ist nichts als die Summe des Lebens der einzelnen Bürger."[387]

Es ist unverkennbar, dass die demokratische Gesinnung Virchows für seine Kritik am Begriff *Staatsorganismus* grundlegend ist. Darüber hinaus wirkt die Betonung der Individualität der Zelle in der *Cellularpathologie*, die Beschreibung ihres Wesens als vollständiger funktionaler Organismus, durch die umgekehrte Verwendung gesellschaftlicher Metaphern für biologische Vorgänge als Hinweis auf die Eigenständigkeit und Mündigkeit sowohl des zellulären als auch des menschlichen Individuums. Virchow legte es nicht darauf an, vollständig aufeinander übertragbare bildliche Vergleiche, durch die eine gleichartige Funktion abgeleitet werden kann, zu schaffen. Ihm ging es darum, beobachtete Phänomene, „die hier und dort mit derselben Methodik zu fassen sind"[388], zu beschreiben und auf diesem Wege deren Ursache und Wirkung deutlich zu machen. Das Ziel war es, daraus entsprechende Schlussfolgerungen für das situationsgemäße Handeln des Politikers und Arztes zu ziehen.

---

[387] Virchow, Rudolf: Alter und neuer Vitalismus, in: VA, Bd. 9, 1./2. Heft, 1856, S. 36.
[388] Mann, S. 6.

IV. Schlussbetrachtungen

In dieser Arbeit konnten die Überschneidungen wissenschaftlicher und politischer Anschauungen bei Virchow aufgezeigt werden. Darüber hinaus wurden einzelne Aspekte der von Virchow verwendeten Körper-Staat-Metapher untersucht und deren Funktion innerhalb seiner biologischen Theorien und seines Denkens untersucht. Ein vorangestellter geschichtlicher Überblick zur Tradition gesellschaftlich-biologischer Analogien ermöglicht eine Beurteilung bezüglich Originalität und immer wieder kehrender Begriffe wie *Individuum* und *Autonomie*. Im Folgenden werden die wesentlichen Ergebnisse einander gegenübergestellt.

Während der allgemeinen Politisierung im Vormärz waren die politischen Forderungen Virchows wenig konkret und entsprachen der weit verbreiteten Proteststimmung derer, die sich an den herrschenden gesellschaftlichen Zuständen störten, aber noch kein fundiertes Konzept zu deren Überwindung vorzuweisen hatten. Erst die Reise nach Oberschlesien und die damit verbundene Anfertigung eines Berichtes über die dortige Typhusepidemie lieferte die Basis für die Ausreifung eines engagierten politischen Programms, in dem Virchow die Revolution als Gelegenheit erkannte, wissenschaftliche Erkenntnisse zur Verbesserung der sozialen Situation einzusetzen. Die Expertenenquete, zu der die preußische Bürokratie Virchow als Mitglied ausgewählt hatte, sollte die öffentliche Meinung ursprünglich durch das gefällige Urteil eines aufsteigenden Wissenschaftlers dem preußischen Staat gegenüber positiv stimmen. Dieses Vorhaben, bei dem die preußische Bürokratie Wissenschaft und Politik zu ihren Zwecken zu verbinden suchte, indem sie das steigende Prestige der Wissenschaften im Volk ausnutzte, scheiterte. Noch bevor die Untersuchung zu den Ursachen der Typhusepidemie abgeschlossen werden konnte, brach die Revolution aus. Virchows 1848 verfasster Bericht wurde wider Erwarten zu einer sozialmedizinischen Aufarbeitung der katastrophalen Lebensumstände in Oberschlesien, die er als Ursache für die Epidemie ansah. Aus seinen Feststellungen als Pathologe resultierten umfasende Reformvorschläge, in denen die Abhängigkeit des physischen Zustandes eines Menschen von dessen gesellschaftlichen Umständen wie beispielsweise dem Bildungsangebot, der Behausung und dem Grad der Selbstverantwortlichkeit deutlich benannt wurde. Diese sozialmedizinische Diagnose war in ihrer Aussage sehr radikal, denn in ihr war die Forderung nach Demokratisierung, die anfänglich durch naturwissenschaftlich gebildete Ärzte gesteuert werden sollte, enthalten.

In diesem Lebensabschnitt gelang es Virchow, die unterschiedlichen Wertvorstellungen einzelner Lebensbereiche einer modernen Gesellschaft in ein einheitliches Konzept zu integrieren und damit die Unterscheidung von Politik und Wissenschaft gerade in Bezug auf ihren Nutzen für den Menschen aufzuheben. Seine politischen und wissenschaftlichen Tätigkeitsfelder gingen dabei nahtlos ineinander über. Dies diente Virchow zur Untermauerung seiner gesellschaftlichen Forderungen nach einer grundlegenden Verbesserung menschlicher Lebensbedingungen.

Der Umschwung der Revolution brachte die Karriere und den Einfluss, den Virchow als aufstrebender Wissenschaftler und sozialmedizinischer Reformer besaß, in der darauf folgenden Zeit in gefährliches Fahrwasser. In der Öffentlichkeit gewannen die Konservativen die Oberhand und forderten diejenigen Wissenschaftler und Hoffnungsträger, die sich öffentlich äußerten und damit am Meinungsbildungsprozess maßgeblich beteiligt waren, dazu auf, politisch angepasst aufzutreten. Damit wurde der wissenschaftliche Werdegang eines Forschers an dessen Ausrichtung in politischen Belangen geknüpft und die Unterscheidung von „privat" und „öffentlich" aufgehoben. Für den während der Revolution als radikalen Demokraten ins Licht der Öffentlichkeit getretenen Virchow hätte dieser allgemeine Mentalitätswandel in Folge veränderter Machtverhältnisse nach der gescheiterten Revolution das Ende seines beruflichen Aufstieges bedeuten können. Dem preußischen Kultusministerium war jedoch die Bedeutung Virchows als Anziehungspunkt für Studenten bewusst und angesichts des herrschenden universitären Konkurrenzdrucks konnte man sich ein konsequentes Einschreiten gegen mögliche destabilisierende politische Umtriebe im Falle Virchow nicht leisten. Virchow konnte vorerst trotz eines Strafarrangements, das mehr symbolischen Charakter besaß, seiner Tätigkeit als Leiter des Leichenhauses der Charité nachgehen. Ende 1849 erhielt er einen Ruf der Würzburger Universität, was dem preußischen Kultusministerium sehr zupass kam, denn auf diese Weise konnte man sich des politisch unberechenbaren Forschers entledigen, ohne diesen dauerhaft zu verlieren.

Es ist deutlich erkennbar, dass in den Jahren 1848/49 ein grundlegender Wandel in der Persönlichkeitsentwicklung Virchows vonstatten ging. Zumindest temporär enthielt sich dieser in der folgenden Zeit jeglicher politischen Stellungnahme beziehungsweise Betätigung in der Öffentlichkeit und richtete den Fokus seiner Anstrengungen auf die wissenschaftliche Arbeit. Auch nach dem erneuten Einstieg in die Politik Ende der 1850er Jahre war der Radikalität des „totalen Intellektuellen", der zu Revolutionszeiten die Verbindung aller Lebensbereiche propagiert hatte, die Spitze genommen. Nachdem er der Politik während der Würzburger Zeit vollständig entsagt hatte, begann er, nach Berlin zurückgekehrt, Ende der fünfziger bis Anfang der sechziger Jahre mit anderen Liberalen die Fortschrittspartei aufzubauen. Diese entwickelte sich zur stärksten Fraktion im preußischen Abgeordnetenhaus und damit zur wichtigsten Oppositionspartei gegenüber der Regierung unter Reichskanzler Bismarck. Die Wortgefechte, die Virchow mit Bismarck austrug, weisen ihn als geschickten politischen Taktiker aus. Seine ablehnende Reaktion auf Bismarcks Duellforderung unterstreicht Virchows grundsätzliche Überzeugung, dass politische Auseinandersetzungen nur verbal ausgetragen werden dürfen.

Virchow wandte sich nach der Würzburger Zeit erneut der Politik zu und engagierte sich intensiv innerhalb des fortschrittsliberalen Berliner Vereinsnetzwerkes, wobei die meisten der entsprechenden Veranstaltungen ausschließlich von Honoratioren besucht wurden. Vor allem die Berliner Bezirksvereine spielten eine entscheidende Rolle bei der Zusammenführung der fortschrittsliberalen Abgeordneten mit dem Volk. Seit den 1880er Jahren verloren die Fortschrittsliberalen jedoch immer mehr ihr bisheriges Profil als eine Partei, die über den gegensätzlichen Klasseninteressen steht. Darüber hinaus bedrohte die Professionalisierung und Bürokratisierung der Verwaltung die Strukturen der fortschrittsliberalen Honoratiorenpolitik. Virchow gelang es, seine bedrohte Rolle als Honoratiorenpolitiker durch sein Expertenurteil als Wissenschafter auszugleichen, indem er sein medizinisches Fachwissen bei den politischen Auseinandersetzungen in den städtischen Gremien wirkungsvoll einsetzte. Als Virchow in die Landespolitik einstieg, stellte der preußische Verfassungskonflikt seine erste parlamentarische Herausforderung dar. Dieser Vorgang war wesentlich für die Klärung des Selbstbildes des modernen Parlamentariers. Virchow nutzte die Auseinandersetzung um die Heeresreform zur Einforderung verfassungsgemäßer Rechte. Damit begann sein fortdauernder Einsatz für eine stabile Verfassung und die Einhaltung der wenigen darin garantierten Rechte.

Nach den Kriegen von 1864, 1866 und 1870/71 war Bismarcks Ansehen im deutschen Volk trotz der repressiven Maßnahmen zur Einschüchterung der Opposition immens gestiegen. Der Politiker Virchow und seine Partei verloren hingegen stetig an Unterstützung aus dem Volk. Seine falsche Einschätzung der Politik Bismarcks im Zuge des „Kulturkampfes" schmälerte seinen Einfluss als Politiker zusätzlich. Weitreichende Verbesserungen konnte Virchow vor allem als Gesundheits- und Wissenschaftspolitiker erreichen, wo er beispielsweise mit parlamentarischer Unterstützung ein neues System der Abwasserbeseitigung in Berlin einführte, das die hygienische Situation deutlich günstiger gestaltete. Im Berliner Abgeordnetenhaus, im Preußischen Landtag und schließlich im Deutschen Reichstag setzte sich Virchow weiterhin für die Wahrung verfassungsgemäßer parlamentarischer Rechte ein und vertrat liberale Positionen, obgleich deren Verwirklichung unter den gegebenen Umständen unmöglich war. Der Kontinuität und Beharrlichkeit, die seine politische Tätigkeit seit Ende der fünfziger Jahre auszeichnete, lag Virchows hohe Wertschätzung von Kritik zugrunde. Die Kritik an der unhinterfragten Autorität politischer Institutionen, Dogmen in der Wissenschaft, einzelnen Persönlichkeiten und Weltanschauungen gehörte für ihn zum Kampf für die Freiheit und die Freiheit in der Wissenschaft, eines seiner erstrangigen Ziele.

Um das wissenschaftliche Handlungsfeld, innerhalb dessen Virchow agierte, seiner Tätigkeit als Politiker gegenüberzustellen und Überschneidungen und gegenseitige Beeinflussungen aufzuzeigen, wurden die einzelnen Stationen in Virchows wissenschaftlicher Karriere und der durch ihn erfolgte Aufbau der pathologischen Anatomie als universitäre Disziplin beleuchtet. Dabei konnte gezeigt werden, dass die Motive für Virchows Berufungen 1849 nach Würzburg und 1856 nach Berlin von den gleichen Faktoren abhingen. Das Vorgehen der bayrischen und preußischen Universitätsverwaltungen sowie der Kultusbürokratie war in den 1850er Jahren von der Konkurrenz um Studenten bestimmt. Die Kultusbürokratie stand jedoch auch unter dem starken Druck einer konservativen Öffentlichkeit, wobei sie selbst die Marktfaktoren bei Virchows Berufung primär berücksichtigte.

In den 1850er Jahren kämpfte Virchow um die Etablierung der Pathologischen Anatomie als akademische Disziplin. Dazu wandte er sich sowohl an seine Fachkollegen als auch direkt an die nicht-akademische Öffentlichkeit. Er initiierte 1856 die Gründung des Pathologischen Instituts in Berlin, dessen Aufbau stark an dem von ihm geleiteten Institut in Würzburg orientiert war. In der darauf folgenden Zeit galten Virchows Bemühungen primär der Einforderung materieller Ressourcen zu Forschungszwecken. Dabei handelte es sich im Fall der Pathologischen Anatomie auf der einen Seite um die forschungsbezogene Infrastruktur und auf der anderen Seite um Präparate und Leichen. Virchows Taktik beinhaltete sowohl offensive Schritte, wie seine Bemühungen um eine Verankerung der Pathologischen Anatomie in der Prüfungsordnung, als auch defensive Schachzüge. Dazu gehörte Virchows Versuch, die Etablierung neuer Disziplinen, die seines Erachtens innerhalb bestehender Fachbereiche gut aufgehoben waren, zu unterminieren. Die von Virchow gestellten materiellen Ansprüche für die Pathologische Anatomie gingen dabei über die Frage nach der Stellung des neuen Instituts innerhalb der Universitätslandschaft hinaus. Sie berührten das Thema der Aufteilung von Forschung und Lehre, da Virchow neben seiner intensiven Tätigkeit am Institut die Arbeit als praktischer Arzt in der Charité zu bewältigen hatte. Darüber hinaus besaß der Disziplinbildungsprozess der Pathologischen Anatomie eine ethische Dimension, die sich auf die Frage bezog, was Wissenschaft dürfe und inwieweit menschliche An-schauungsobjekte zu Forschungszwecken herangezogen werden sollten.

Zu Anfang gelang es Virchow, ausreichend Mittel zum Ausbau seines Instituts zu erkämpfen, wobei auch hier die Konkurrenz um Studentenzahlen eine maßgeb-liche Rolle spielte. Als in den 1860er Jahren die Bedeutung der Wissenschaften für den Aufstieg in den Kreis der führenden Industrienationen offenkundig wurde, wurden vor allem diejenigen Institute ausgebaut, die dazu beitragen konnten, dieses Ziel zu erreichen. Virchows Aussichten, finanzielle Zuwendungen für sein Institut zu erhalten, verschlechterten sich. Besonders der Aufstieg der Bakteriologie seit den 1880er Jahren stellte eine ernstzunehmende Konkurrenz für die weitere diszi-plinäre Entwicklung der Pathologischen Anatomie dar. Eine große Anzahl der Wis-senschafter entschied sich in der folgenden Zeit für andere Fachbereiche, da diese die besseren Karrierechancen boten.

Virchow vermittelte den Studenten in seinem Pathologischen Institut die Tech-niken der detaillierten Beobachtung und Wahrnehmung. Ihm war daran gelegen, seinen Schülern den Aufgabenbereich des Arztes anhand praktischer Übungen, kombiniert mit theoretischer Kenntnisvermittlung über die Krankheit, näher zu bringen. Virchows Programm basierte auf empirischem Erkenntnisgewinn, aus dem Rückschlüsse auf übergeordnete Zusammenhänge erfolgen sollten. Virchow trieb damit die Entwicklung einer spezifischen wissenschaftlichen Vorgehensweise voran, die das Selbstbild des naturwissenschaftlich gebildeten Mediziners nachhal-tig bis in die heutige Zeit geprägt hat. Oberstes Ziel der Forschung war für Virchow die Ergründung der „Wahrheit". Diese könne nur durch eine systematische Vorge-hensweise in der Forschung, deren Grundlage die aufmerksame und unvoreinge-nommene Beobachtung sei, gefunden werden. Damit beanspruchte Virchow für die naturwissenschaftliche Methode in der Forschung, den Zugang zur „Wahrheit" zu gewähren, womit er die herausragende Stellung der Naturwissenschaften und der Medizin für den Erkenntnisgewinn unterstrich und implizit deren umfassende Institutionalisierung verlangte. Damit begründete Virchow seine Forderung, den Einfluss der Naturwissenschaften auch auf den Bereich der Politik auszuweiten.

Vor diesem Hintergrund wurde in der Arbeit der Gesellschaftsbegriff Virchows dessen Vorstellungen vom Aufbau des Organismus gegenübergestellt. Die wech-selseitige Beeinflussung gesellschaftlicher und biologischer Vorstellungen bei Virchow wird besonders an der Verwendung politisch-biologischer Analogien deutlich. Dabei lohnt es sich, den Blick auf die lange Tradition der Körper-Staat-Metaphorik zu richten. Vor diesem Hintergrund lässt sich die Bedeutung und Neuartigkeit des Virchowschen *Zellenstaates* besser beurteilen.

Seit der Antike dient der Vergleich der belebten Natur mit gesellschaftlichen Strukturen zum einen der Aufarbeitung komplexer geschichtlicher Vorgänge und zum anderen als Direktive für das Individuum in der Gesellschaft. Im Fokus stehen dabei bis in die heutige Zeit die Beziehungen zwischen Teil und Ganzem, Haupt und Körper beziehungsweise Seele und Körper und auch zwischen den einzelnen Gliedern einer Gesellschaft untereinander. Sowohl im Altertum als auch im Mittelalter wird zumeist die höhere Stellung des Ganzen gegenüber den einzelnen Teilen hervorgehoben. Die Bedeutung der einzelnen Glieder für den Erhalt eines funktionierenden Körpers beziehungsweise Staatswesens findet nur in den seltensten Fällen Erwähnung. Stattdessen existieren zahlreiche Verweise auf die Interdependenz der einzelnen Teile, die mit der Aufforderung zu gegenseitiger Solidarität einhergehen. Die Seele beziehungsweise das Haupt gelten im Organismus als Ausgangspunkt jeglicher Lebensäußerung und werden dadurch zum zentralen Argumentationspunkt in Gesellschaftstheorien. In den meisten Fällen wird ihre Position zur Legitimierung politischer Herrschaftsbeziehungen genutzt.

Der Niedergang eines Staatswesens wird ebenso seit der Antike mit einer organischen Funktionsstörung auf dem Boden einer Erkrankung gleichgesetzt. Dabei herrscht allgemein die Ansicht vor, dass jeglicher Gesellschaftsordnung ein natürliches Ende gesetzt ist. Als Ursachen gelten sozial unverträgliches Verhalten einzelner Gesellschaftsmitglieder sowie auch andere, vor allem innenpolitische Konstellationen wie Bürgerkriege und Aufstände. Die Voraussetzungen zur Heilung der Krankheit bestehen in einer zutreffenden Diagnosestellung und der adäquaten Therapie.

Die Körper-Staat-Metaphorik kann kein in sich geschlossenes System bilden. Vielfach wird die Analogie verwendet, um Gleichheitsbestrebungen zu unterbinden und autoritären Gesellschaftsformen ein theoretisches Fundament zu verleihen. Dabei werden wesentliche Bereiche der Metapher unterschlagen und die Analogie fernab von jeglicher sinnvollen Verwendung passend gemacht. Die Autonomie des Einzelnen findet in jenen metaphorischen Bildern keine Entsprechung.

Mit dem Organismusvergleich konnten die unterschiedlichsten antiken Staatsvorstellungen bildlich dargestellt werden. Er lässt sich sowohl gewinnbringend für die theoretische Untermauerung der griechischen *polis*, als auch für das Römische Imperium bis hin zum stoischen Weltstaat einsetzen. Die Körper-Staat-Metapher beinhaltet zu dieser Zeit zwei grundlegende Bedeutungsaspekte. Der eine ist ordnungspolitischer Natur, wohingegen der andere den Staat als dynamische Einheit umfasst. Der Staat befindet sich genau wie der Körper in einem ständigen Veränderungsprozess. Damit besitzen beide die Möglichkeit, sich zu höher stehenden Formen zu entwickeln oder aber dem Untergang entgegenzusehen.

Im Gegensatz zu den Staatsmodellen der Antike gilt der Staat im frühen Mittelalter nicht als autonome Einheit, sondern als untergeordneter Bestandteil der *Ecclesia*. Er soll seine Aktivität zum Wohle dieser höheren Ordnung ausüben und bekommt damit die Rolle des Körpers im Dualismus zwischen Körper und Seele zugesprochen. Zwischen dem 9. und dem 11. Jahrhundert wird die Körper-Staat-Metapher vor allem zur Legitimierung der mächtigen Position der *Ecclesia*, die sich aus *regnum* und *sacerdotium* zusammensetzt, verwendet. Johannes von Salisbury weitet die Bedeutungsebene der sozial-biologischen Metapher um wesentliche Aspekte aus, indem er in seinem *Policraticus* im 12. Jahrhundert das physiologische Zusammenspiel innerhalb menschlicher politischer Gemeinschaften eingehend beschreibt. Er hebt die Bedeutung der einzelnen Berufsstände hervor und betrachtet damit das Konstrukt Staat aus einem neuen Blickwinkel. Der Aspekt der Nachahmung der Natur wird in seiner Schrift erneut diskutiert. Das hat zur Folge, dass man die Einrichtung des Staatswesens nach dem in der Natur gegebenen Vorbild als einen aktiven Vorgang betrachtet, der durch die Anstrengung des Menschen erfolgt. Dadurch werden die gestaltende Funktion des Staatsoberhauptes und die damit einhergehende Verantwortung in den Vordergrund gerückt. Dennoch ist der Staat nicht auf eine einzelne Person ausgerichtet, sondern konstituiert sich aus unterschiedlich starken Gesellschaftsmitgliedern, die gemeinsam Anteil an der gesunden Entwicklung des Gemeinwesens haben.

In der Neuzeit findet man zahlreiche geschichtliche Darstellungen, die auf die griechisch-römischen Werke mit Körper-Staat-Metaphorik oder aber auf die mittelalterliche *Corpus*-Metapher zurückgreifen. Die Variationsbreite der historischen Gegenstände, die mit dem Körper gleichgesetzt werden, ist weit gefächert. Sie reicht von der Gesellschaft zu Zeiten der Aufklärung, über die Staaten und Völker im Historismus bis hin zu Gesellschaftsformationen im Marxismus. Thomas Hobbes vergleicht in seiner Schrift *Leviathan* Mitte des 17. Jahrhunderts die Staatsbildung mit dem göttlichen Schöpfungsakt. Er übt Kritik an einer Analogie zwischen Körper und Staat, die den Staat als natürlich entstandene, organische Einheit erscheinen lässt. In seiner Darlegung und anhand der Allegorie des *Leviathan* auf dem Titelblatt der Originalausgabe stellt er die Künstlichkeit des Konstruktes Staat heraus. Nach dem 17. Jahrhundert sucht man vergeblich nach vollständig ausformulierten politisch-organologischen Staatsmodellen, wie wir sie aus dem Mittelalter von Johannes von Salisbury kennen. Auch im 19. Jahrhundert kam es bis auf wenige Ausnahmen zu keiner Neuformulierung einer umfassenden Analogie zwischen Körper und Staat, obgleich der Organismusvergleich in der politischen Sprache in weiten Teilen präsent war.

Virchow reiht sich in die Tradition der Körper-Staat-Metaphorik ein, indem er in seiner Zellularpathologie die liberale Organisation des Körpers beschreibt und diesen damit politisiert. Dieser Vorgang der Politisierung geschieht in einzelnen Etappen. Die Zelle als *Individuum* bildet dabei den zentralen Punkt, von dem aus Virchow die in der biologischen Zelltheorie und ihren naturphilosophischen Vorläufern begonnene Individualisierung des Lebens fortsetzt. Die Definition von *Individuum* ergibt sich aus ihrer Gegensätzlichkeit zum Atom. Das *Individuum* ist genau wie das Atom unteilbar. Der Unterschied liegt darin, dass das *Individuum* seiner Natur nach nicht geteilt werden darf, obgleich es theoretisch möglich wäre. Es ist veränderlich und vergänglich und geht nie vollständig in einem Verband auf, da es dann seine Individualität einbüßen würde. Das *Individuum* trägt dabei die Merkmale des Lebendigen: Es strebt nach Freiheit und steht im Gegensatz zum Allgemeinen. Dadurch dass es den Zweck und die Grenzen seiner Existenz zugleich in sich trägt, stellt das *Individuum* laut Virchow eine echte Einheit dar, die sich von der bloß gedachten Einheit des Atoms unterscheidet. Virchow schafft ein umfassendes Lebens- und Organismusmodell, indem er die Zelle als Sitz des Lebens betrachtet, als Ort, an dem sich Lebendigkeit in all ihren Facetten manifestiert. Durch sie hebt sich die Zelle von der übrigen anorganischen Natur ab.

Virchow fordert, den Begriff *Individuum* im Bereich der Naturwissenschaften künftig streng an die Zelle zu binden oder ihn aufzugeben. Die Zelle als *Individuum* ist in zweierlei Hinsicht revolutionär: Zu ihr gehört als Merkmale individuellen Lebens die Freiheit und das Besondere neben dem Allgemeinen. Ihrem Zusammenschluss mit Anderen kommt dadurch eine außergewöhnliche Bedeutung zu, denn er geschieht aus eigenem Antrieb und ohne äußeren Zwang. Der Organismus wird damit aus seiner Rolle des Senders verdrängt und fungiert nunmehr als Empfänger der zellulären Aktion, durch die er zu höher stehenden Formen gelangt.

Ein weiterer zentraler Begriff, den Virchow für die Charakterisierung der Zelle gebraucht, ist deren *Autonomie*. Dabei gilt es, das Einheitsstreben der Zelle und die damit einhergehende Fähigkeit sich unterzuordnen mit der *Autonomie* des Individuums in Einklang zu bringen. Um den scheinbaren Widerspruch zu entschärfen, verwendet Virchow die Analogie zwischen zellulären und gesellschaftlichen Strukturen. Wie in der Arbeit gezeigt werden konnte, folgt daraus eine Verdichtung von Verweisen zwischen dem gesellschaftlichen und biologischen *Individuum* bei Virchow. Die Bezeichnung des Organismus als *Staat* beziehungsweise *Gesellschaft* durchzieht nur eine begrenzte Anzahl von Virchows Schriften. *Individualität* und *Autonomie* der Zelle sind hingegen durchgehend zu finden. Die einzelne Zelle handelt weitgehend autonom, ohne dass die Entwicklung der benachbarten Zelle unmittelbar davon abhinge. Dennoch fordert die Einheit des Organismus eine gewisse Subordination der Einzelteile, die Virchow mit all den damit verknüpften politischen Implikationen gelten lassen muss.

In Virchows Körpermodell findet eine Verbindung zwischen Zelltheorie und Entwicklungsbiologie statt: Der *Zellenstaat*, bestehend aus einzelnen *Individuen*, wird nachträglich vergesellschaftet. Die Zelle ist zugleich *citoyen* und *bourgeois*. Damit findet eine Verdopplung von Leben innerhalb des Körpers statt, die bereits in Schleidens *Phytogenesis* beschrieben ist. Die Analogie zwischen Körper und Staat dient Virchow damit nicht nur als Hilfskonstrukt zur Darlegung seiner Forschungsergebnisse als Pathologe. Sie ist fester Bestandteil im Denken Virchows und durchzieht bereits seine wissenschaftlichen Arbeiten, die vor 1860 entstanden sind. Durch die Verwendung der Körper-Staat-Metapher übt Virchow Kritik an Forschern und Ärzten, für die der Organismus eine übergeordnete Instanz darstellt, der alle anderen Glieder zuarbeiten. Für ihn gibt es innerhalb der Grenzen des Körpers keinen Kaiser und kein Direktorium. Es existieren lediglich einzelne Teile, die mehr zum Wohle des Gesamtverbandes beitragen können als andere.

Virchow fordert die Rechte des Tiers-état der kleinen Elemente ein, ohne die dominierende Funktion von Blut und Nerven, wie sie in der Humoralpathologie vertreten wird, vollständig aufzuheben. Aus deren hervorragenden Qualitäten ergibt sich nicht mehr länger absolute Macht über die kleinsten Teile, sondern lediglich die Möglichkeit zu regulierender Einflussname. Die Einheit des Organismus entsteht nicht auf dem Boden einer despotischen oder oligarchischen Ordnung. Bei Virchow wird die Einheit des Organismus demokratisch. Genau wie die Demokratie selbst kein hermetisches System bilden kann, so sind auch die Interrelationen im Körper nur bis zu einem gewissen Grad einer Ordnung unterworfen. Am Anfang der Demokratie steht sowohl im gesellschaftlichen als auch im biologischen Sinn der Staatsbürger als mündiges Individuum.

Es tritt deutlich zutage, dass Virchows Ideen über Natur, Gesellschaft und Kultur ein gemeinsames Fundament besitzen. Virchows soziale und biologische Modelle stehen in direkter Beziehung zueinander. In beiden setzt sich Virchow mit den Widersprüchen zwischen individuellem und kollektivem Leben auseinander und kommt jeweils zu den gleichen Ergebnissen. Seine Vorstellung vom zellulären Aufbau des Organismus sollte zu keinem Zeitpunkt die Funktion eines Dogmas einnehmen. Es ging Virchow um die Formulierung eines biologischen Prinzips, das

der Medizin eine naturwissenschaftliche Grundlage zuspricht, die auf den Strukturen und Funktionen der Zelle als kleinster lebender Einheit beruht. Obgleich die
Ausführungen Virchows zu den interzellulären Vorgängen nur wenige neue Erkenntnisse enthalten, gelang es ihm, die Zelle zum zentralen Ausgangspunkt medi-
zinischer Untersuchungen und Krankheitsbilder zu machen. Virchow war nicht der
eigentliche Schöpfer der Zellentheorie, jedoch ermöglichte er erstmals die Verbreitung eines einheitlichen wissenschaftlich fundierten Modells, in dem physiologische und pathologische Lebensvorgänge lediglich als quantitative Abstufungen
einer prinzipiell gleich gearteten Bewegung betrachtet werden.

Der Begriff Krankheit besaß für Virchow sowohl eine biologische als auch eine
gesellschaftliche Komponente. Bereits in den 1840er Jahren betonte Virchow die
Identität von physiologischen und pathologischen Zuständen, die seines Erachtens
beide Äußerungen des Lebens darstellen. Damit widersprachen seine Vorstellungen
der herrschenden Annahme, Krankheit beziehe sich auf einen von außen kommenden Eindringling, der nahezu wesenhafte Züge besitzt und dem Organismus den
Kampf erklärt. Virchow veränderte dieses Konzept etwa dreißig Jahre später und
bejahte die bisher abgelehnte Theorie einer Bedrohung des physischen und gesellschaftlichen Körpers von innen wie von außen. Damit stimmte auch Virchow in
den größeren sprachlichen Kontext einer biologisch-gesellschaftlichen Metaphorik
des „Kampfes" beziehungsweise des „Krieges" ein, die vor allem durch die in
steilem Aufstieg begriffene Bakteriologie Verbreitung fand. Es erfolgte erneut eine
Personalisierung der Krankheit, wobei man die Aufgabe des Arztes darin erkannte,
einen erfolgreichen Kampf gegen den von außen eingedrungenen Feind zu führen.

Virchow verwendet zur Beschreibung der Krebsentstehung im Körper Metaphern der Generativität. Die Entstehung von sekundären Geschwülsten aus dem so
genannten Mutterknoten vergleicht er mit dem Ursprung embryonaler Gewebe und
verleiht dem Prozess dadurch eine weibliche Konnotation. Die malignen Zellen
handeln nicht mehr in Hinblick auf das Wohl des Organismus, sondern fristen eine
parasitäre Existenz zum Schaden des Gesamtverbandes, innerhalb dessen sie agieren. Virchows Definition von Parasitismus ist graduell: Auch die gesunde Zelle ist
bis zu einem gewissen Ausmaß ein Parasit, empfängt sie doch Zuwendungen vom
Organismus, die das eigene Fortbestehen sichern. Auch die erkrankte Zelle nimmt
am Stoffwechsel des Körpers teil. Sie ist nicht nur Ort der Krankheitsmanifestation,
sondern das Wesen der Krankheit selbst.

Laut Virchow ist Egoismus Bestandteil allen Lebens. Damit wird der übersteig-
erte Eigennutz der Krebszelle zu einem lediglich quantitativ von der Norm abweichenden Lebensvorgang. Durch die Ausweitung der Autonomie bis hin zu parasitä-

rem Verhalten lässt sich die Zelle als Parasit in das Modell der physiologischen Pathologie einfügen. Bezogen auf das zweifache Leben des Körpers ergeben sich daraus zahlreiche gesellschaftliche Konnotationen, die Virchow in seinen Schriften nur teilweise ausführt. Eine zentrale Fragestellung sowohl in der zeitgenössischen als auch in der aktuellen Kritik des Liberalismus lautet: Wo endet die persönliche Freiheit des Einzelnen?

Der Pathologe und Politiker Virchow bezeichnet den Organismus als Zellenstaat, als ein föderatives System, das aus Individuen mit der Bereitschaft zur Kooperation im Sinne des Gemeinwohles besteht. Damit erkannte er im menschlichen Körper eine Ordnung, für die er sich auch politisch einsetzte und die er als die erstrebenswerte Gesellschaftsform ansah. Zelle und Individuum, Zellenstaat und Menschenstaat bildeten für ihn natürliche Entsprechungen, wobei seine biologischen Vorstellungen vielfach durch seine politischen strukturiert wurden. Virchow ging es bei der Verwendung politisch-biologischer Analogien nicht darum, einen umfassenden Vergleich zwischen zwei Bedeutungsebenen aufzustellen, der aufgrund seiner vollständigen Übertragbarkeit auf Funktionen und Abläufe des anderen Bereiches schließen lässt. Er suchte nach Wechselwirkungen innerhalb unterschiedlicher Lebensbereiche, nach Ursache und Wirkung natürlicher Prozesse. An manchen Stellen fand er Überschneidungen und Ähnlichkeiten vor, die ihm dabei halfen, seinen Vorstellungen Struktur zu verleihen oder aber auch die Ausformulierung seiner Theorien zu erleichtern. Aus den Zusammenhängen, auf die er dabei stieß, leitete Virchow natürliche Gesetze für das situationsgemäße Handeln des Arztes und des Politikers ab.

Hingegen lehnte Virchow den zur damaligen Zeit vielfach herangezogenen Vergleich des Staates mit einem Organismus ab, da er weder diesem noch dem Volk ein eigenständiges Leben zubilligte und hinter dem Gebrauch der Analogie den indirekten Versuch der Kleinhaltung des Einzelnen innerhalb des gesellschaftlichen Gefüges sah. Autonomie im Sinne eines eigenständigen Lebens sprach Virchow allein einzelnen Individuen zu. Nach Virchows Auffassung kann der Staat nur als ein Zusammenschluss einzelner Organismen betrachtet werden, wobei diese übergeordnete Organisationsform für Virchow keine eigene Lebendigkeit besitzt. Daraus zog er den Schluss, dass in diesem Verband die Bedürfnisse und das Wohl des einzelnen Menschen, der allein Träger einer individuellen Lebendigkeit ist, bestimmend sein müssen. Virchows Idealvorstellung eines demokratisch organisierten Gesellschaftssystems hing eng mit seiner Ablehnung des Begriffes *Staatsorganismus* zusammen.

Im 19. Jahrhundert wurden vielfach Anläufe unternommen, der naturwissenschaftlichen Methode, die Virchow seinen Untersuchungen zugrunde legte, allgemeine Gültigkeit zu verschaffen. Virchow ging sogar so weit, die Naturwissenschaft in Bezug auf moralische Leitlinien und Antworten auf ethische Fragen als maßgeblich zu betrachten. Er war überzeugt davon, dass moralische Grundsätze mit naturwissenschaftlichen Methoden empirisch erforscht und dem Menschen durch praktische Einübung näher gebracht werden könnten. Virchow vertrat einen naturwissenschaftlichen Humanismus, dessen Basis das Streben nach Wahrheit bildet. Bis zuletzt war er überzeugt, dass der Fortschritt in der Naturwissenschaft mit dem ethischen Fortschritt einhergehe.

Naturwissenschaft bedeutete für Virchow zweierlei. Er sah in ihr zum einen ein Instrument zur Befreiung des Individuums, das in traditionellen Denkstrukturen, Aberglauben und Dogmen gefangen ist. Gleichzeitig war sich Virchow der Orientierungslosigkeit bewusst, die die gewonnene Freiheit und der Verlust traditioneller Bindungen mit sich bringen. Der neue Bezugspunkt des modernen Menschen lag seiner Ansicht nach in der Berufung auf die Naturgesetze. Diese Auffassung prägte Virchows naturwissenschaftliches Bildungskonzept, das im Dienste der Entwicklung des „liberalen Selbst" stand. Wesentlicher Bestandteil dieses Konzeptes war die Vermittlung der naturwissenschaftlichen Methode als Denkstil, der sich auf jeden Lebensbereich beziehen sollte. Die Auffassung vom „liberalen Selbst", wie er es persönlich verkörperte, ging bei Virchow mit einem kontinuierlich andauernden Fortschrittsglauben einher.

Es ist nahezu unmöglich, den Politiker Virchow und den Pathologen Virchow getrennt voneinander zu betrachten. Seine Leistungen als Sozialmediziner, Arzt, Politiker und Pathologe widersetzen sich jedem Versuch einer chronologischen Abgrenzung. Virchows Krankheits- und Gesellschaftsbegriff überschneiden und ergänzen sich an vielen Stellen, wie in dieser Arbeit dargelegt werden konnte. Angesichts der fortgeschrittenen Spezialisierung einzelner Lebens- und Forschungsbereiche in der heutigen Zeit begegnet man dem Lebensentwurf Virchows und dessen fächerübergreifenden Aussagen, die ein uns so ungewohntes Maß an Universalität in Anspruch nehmen, anfänglich mit einiger Skepsis. Zweifelsohne hat die Entwicklung eigenständiger fachbezogener Terminologien und Methoden zu einer systematischeren und unvoreingenommenen Vorgehensweise in der wissenschaftlichen Forschung geführt. Dem berühmten Pathologen und weniger berühmten Politiker Virchow gelang es jedoch, durch den wechselseitigen Einfluss der unterschiedlichen Lebensbereiche den Wert seines Gesamtwerkes zu erhöhen. Vor diesem Hintergrund vermischten sich in Virchows Tätigkeit Politik und Medizin.

Deren scheinbare Gegensätzlichkeit hob Virchow auf, indem er die gemeinsame Aufgabe, physiologische Normen festzulegen und pathologische Abweichungen zu erkennen und zu behandeln, in den Vordergrund rückte.

V. Zusammenfassung

Rudolf Virchow beschreibt in seiner berühmten Zellularpathologie den menschlichen Organismus als einen *„freie[n] Staat gleichberechtigter [...] Einzelwesen"*, deren Zusammenleben auf einem *„solidarischen Bedürftigkeits-Verhältnisse zu einander"* basiert. Mit seinem Werk über den zellulären Aufbau des Körpers veränderte Virchow allgemein verbreitete Vorstellungen von Gesundheit und Krankheit in der zweiten Hälfte des 19. Jahrhunderts. Der Paradigmenwechsel, den Virchows Zellenlehre nach sich zog, unterstreicht die zentrale Bedeutung von Metaphern in den Wissenschaften. Neue naturwissenschaftliche Modelle entstehen auf dem Fundament neuer oder dem veränderten Gebrauch bereits existierender Mataphern. Virchow beschreibt die Zelle als autonomes Individuum, das durch seine Aktivität die Geschicke des Gesamtorganismus maßgeblich beeinflusst. Die dabei vollzogene Aufwertung des Einzelnen weist hier nicht nur biologische, sondern auch gesellschaftspolitische Implikationen auf.

Rudolf Virchow wirkte darüber hinaus als linksliberaler Politiker, Mitbegründer der Fortschrittspartei und Mitglied im Berliner Abgeordnetenhaus, im Preußischen Landtag und schließlich im Deutschen Reichstag. Er kritisierte unter anderem die herrschenden unzureichenden Lebensbedingungen vieler Menschen öffentlich, da er in diesen die Ursache für die Entstehung von Krankheiten erkannte.

In der vorliegenden Arbeit wird in einem ersten ereignisgeschichtlichen Teil der Frage nachgegangen, in welchem Verhältnis wissenschaftliche und gesellschaftliche Anschauungen in Virchows Zellenstaat zueinander stehen. Dafür ist es von Vorteil, die unterschiedlichen Tätigkeitsbereiche des Pathologen und Politikers Virchow getrennt zu betrachten und bestehende wechselseitige Einflüsse aufzuzeigen. Ferner liefert der zweite Teil einen Überblick über die Geschichte der Analogie von Körper und Staat von der Antike bis ins 19. Jahrhundert. Dabei geht es vor allem darum, wiederkehrende Aspekte im Gebrauch der Metapher aufzuzeigen, wie die Gleichsetzung von Organismus und Gesellschaft, Krankheit des Organismus, Diagnostik und Therapie. Im dritten Teil der Arbeit wird sowohl der biologische als auch der politische Inhalt der Zellularpathologie untersucht. Vor dem Hintergrund vorangegangener Entwicklungen in der Zellforschung und mit Blick auf die damals vorherrschenden Krankheitskonzeptionen kann beurteilt werden, inwieweit die darin aufgestellten Thesen und ihre sprachliche Ausgestaltung neue Erkenntnisse beinhalten.

Kurz vor dem Ausbruch der Revolution von 1848 reiste Virchow als Mitglied einer Expertenenquete nach Oberschlesien, um die Ursachen der dort herrschenden Typhusepidemie zu untersuchen. Der von ihm als namhaftem Wissenschaftler verfasste Bericht sollte ursprünglich den preußischen Staat in ein positiveres Licht rücken, wurde aber zu einer schonungslosen Aufarbeitung der mangelhaften Lebensumstände in Oberschlesien. Der Pathologe Virchow leitete daraus umfassende Reformvorschläge ab, die die physische Unversehrtheit des Menschen mit dessen Lebensbedingungen wie beispielsweise dem Bildungsangebot, der Unterkunft und dem Grad der Selbstständigkeit in Zusammenhang brachte. Diese sozialmedizinische Analyse besaß ein großes Maß an Radikalität, da sie die eindeutige Forderung nach mehr Demokratie enthielt. Es gelang Virchow damit, mehrere Lebensbereiche einer modernen Gesellschaft zu verbinden und ein gemeinsames Ziel von Wissenschaft und Politik, nämlich die Verbesserung der Lebensbedingungen des einzelnen Menschen, in den Vordergrund zu rücken.

Nachdem die Konservativen in der Öffentlichkeit nach und nach die Oberhand gewannen, wandte sich Virchow verstärkt seinen wissenschaftlichen Forschungsprojekten zu und beteiligte sich nicht mehr am öffentlichen politischen Diskurs. Erst Ende der 1850er Jahre stieg er erneut in die aktive Politik ein und rief mit anderen Liberalen die Fortschrittspartei ins Leben, welche sich in der Folgezeit zur stärksten Fraktion im Preußischen Abgeordnetenhaus und damit zur wichtigsten Oppositionspartei gegenüber der Regierung unter Reichskanzler Otto von Bismarck entwickelte. Wirkungsvolle Verbesserungen konnte er vor allem als Gesundheits- und Wissenschaftspolitiker erzielen, indem er beispielsweise mit parlamentarischer Unterstützung ein neues System der Abwasserbeseitigung in Berlin einführte und dadurch die hygienischen Zustände deutlich verbesserte. Darüber hinaus kämpfte Virchow im Berliner Abgeordnetenhaus, im Preußischen Landtag und schließlich im Deutschen Reichstag für die Wahrung von in der Verfassung garantierten Rechten und vertrat beständig liberale Positionen, obgleich deren Durchsetzung unter den herrschenden Umständen unmöglich war. Rudolf Virchow übte beharrlich Kritik an den bestehenden Verhältnissen, an der unhinterfragten Autorität politischer Institutionen, aber auch an Dogmen in der Wissenschaft. Die Kritik blieb für ihn zeitlebens Bestandteil des Kampfes für die Freiheit des Einzelnen und auch für die Freiheit in der Wissenschaft.

Vor diesem Hintergrund wurde in der Arbeit der Gesellschaftsbegriff Virchows mit dessen Theorien zum Aufbau des Organismus verglichen. Die Überschneidungen gesellschaftlicher und zellbiologischer Konzepte bei Virchow spiegeln sich besonders in der Verwendung politisch-biologischer Analogien wider. Richtet man den Blick auf die weit zurückreichende Geschichte der Körper-Staat-Metaphorik, fällt auf, dass der Vergleich zwischen Natur und gesellschaftlichen Zusammenhängen zwei vorrangige Zielsetzungen verfolgt. Zum einen ermöglicht die Analogie eine umfassende Darstellung komplexer historischer Entwicklungen und zum anderen dient sie als Handlungsanweisung für das Individuum in der Gesellschaft. Bis in die heutige Zeit spielen dabei Aspekte wie das Verhältnis zwischen Teil und Ganzem, Kopf und Körper beziehungsweise Seele und Körper und auch zwischen den einzelnen, die Gesellschaft konstituierenden Gliedern eine zentrale Rolle. Dabei wurde sowohl in der Antike als auch im Mittelalter zumeist die Vorherrschaft des Ganzen gegenüber den einzelnen Gliedern eines staatlichen Verbundes hervorgehoben. Die Metapher wurde dem entsprechend vielfach verwendet, um Gleichheitsbestrebungen Einhalt zu gebieten und autoritäre Staatsformen zu legitimieren. Wesentliche, durchaus mögliche Bedeutungsebenen der Analogie wie beispielsweise die Autonomie des Einzelnen blieben bewusst ausgespart.

Rudolf Virchow politisiert in seiner Zellularpathologie den menschlichen Organismus und reiht sich damit in die Tradition der Körper-Staat-Metaphorik ein. Die Zelle als *Individuum* bildet den Ausgangspunkt. Sie trägt laut Virchow alle Merkmale individuellen Lebens in sich: Sie strebt nach Selbstbestimmung und sie verkörpert das Besondere im Gegensatz zum Allgemeinen. Sie selbst ist es, die danach trachtet, sich mit Anderen zusammenzutun, wodurch der Organismus als Ganzes zum Empfänger der zellulären Aktivität wird und nicht mehr länger als übergeordnete, alles bestimmende Instanz fungiert. Nur durch die auf zellulärer Ebene stattfindenden Prozesse entwickelt sich demzufolge der Organismus. Virchow fordert, den Begriff *Individuum* im Bereich der Naturwissenschaften in Zukunft nur für die Zelle zu verwenden oder ihn ganz aufzugeben. Zudem spricht er der Zelle *Autonomie* zu. Diese zentrale Eigenschaft muss Virchow mit deren Streben nach Einheit und der damit verbundenen Fähigkeit sich unterzuordnen in Einklang bringen. Die Analogie zwischen zellulären und gesellschaftlichen Strukturen liefert dabei eine geeignete Basis: Die einzelne Zelle handelt weitgehend unabhängig von den sie umgebenden Strukturen. Dennoch fordert ein zielgerichtetes Zusammenspiel innerhalb des Organismus einen gewissen Grad an Subordination der Einzelteile, was

Virchow mit allen darin enthaltenen gesellschaftlichen Implikationen anerkennen muss.

Virchow wertet somit die kleinsten Elemente auf, ohne dass er die in der Humoral-pathologie vertretene herausragende Rolle übergeordneter Strukturen wie Blut und Nerven leugnet. Deren Handlungsspielraum zeichne sich jedoch nicht mehr länger durch absolute Macht über die kleinsten Teile, sondern durch ihre Fähigkeit, regulierend auf diese einzuwirken, aus. Damit beschreibt Virchow den Organismus als Einheit, die auf einer demokratischen Ordnung basiert. Virchows Vorstellungen über natürliche und gesellschaftliche Prozesse entspringen einer gemeinsamen Idee. Bei Beiden spielt der Widerspruch zwischen individuellem und kollektivem Leben eine zentrale Rolle.

Darüber hinaus weist Virchow bereits in den 1840er Jahren auf die grundsätzliche Übereinstimmung von physiologischen und pathologischen Entwicklungen innerhalb des Organismus hin. In seinen Ausführungen zum zellulären Aufbau des Körpers beschreibt er Krankheit als einen lediglich in quantitativer Hinsicht von der Norm abweichenden Prozess, der sich auf der Ebene der Zelle abspielt. Auch die erkrankte Zelle nimmt demnach am Stoffwechsel des Organismus teil und stellt sowohl den Ort der Krankheitsmanifestation als auch das Wesen der Krankheit selbst dar. Virchow widerspricht der damals weit verbreiteten Ansicht, dass Krankheit mit einem von außen den Körper attackierenden Eindringling gleichgesetzt werden könne.

Virchow erkannte Wechselwirkungen zwischen unterschiedlichen Lebensbereichen, was ihm ermöglichte, seinen Theorien eine Struktur zu geben und ihre Ausformulierung zu erleichtern. Krankheits- und Gesellschaftsbegriff überschneiden und ergänzen sich bei Virchow vielfach. Die Zelle im Organismus und das Individuum in der Gesellschaft bilden dabei natürliche Entsprechungen. Virchow wollte die naturwissenschaftliche Methode als Denk- und Herangehensweise an Fragen aus unterschiedlichen Lebensbereichen etablieren, denn er erkannte in den Naturwissenschaften ein Instrument zur Befreiung des Menschen aus überholten, weil zahlreichen Dogmen verpflichteten Denkstrukturen. Medizin und Politik werden auf diese Weise in Virchows Gesamtwerk miteinander verbunden, denn beide haben laut Virchow zum Ziel, pathologische Entwicklungen zu erkennen und deren Fortschreiten zu verhindern.

VI. Literatur- und Quellenverzeichnis

Ackerknecht, Erwin: Rudolf Virchow. Arzt – Politiker – Anthropologe, Stuttgart 1957.

Adomeit, Klaus: Rechts- und Staatsphilosophie. Bd. 1: Antike Denker über den Staat, Heidelberg ²1992.

Andersson, Torsten: Polis and Psyche. A Motif in Plato's Republic, Göteborg 1971.

Andree, Christian: Rudolf Virchow. Leben und Ethos eines großen Arztes, München 2002.

Ders.: Rudolf Virchow. Theodor Billroth. Leben und Werk, Kiel 1979.

Ders.: Virchows Weg von Berlin nach Würzburg. Eine heuristische Studie zu den Archivalien der Jahre 1848 bis 1856, Würzburg 2002.

Aristoteles, Politik, hrsg. v. P. Gohlke, Paderborn 1959.

Bauer, Arnold: Rudolf Virchow – Der politische Arzt, in: Preußische Köpfe, Berlin 1982.

Bauer, Axel: „Die Politik ist weiter nichts, als Medicin im Grossen". Rudolf Virchow als Pathologe, Reformer und Visionär, in: Immunologie Aktuell 1 (3), 2000, S. 40-48.

Béranger, Jean: Recherches sur l'aspect idéologique du principat, Bâle 1953.

Berthold, Heinz: Die Metaphern und Allegorien vom Staatsschiff, Staatskörper und Staatsgebäude in der römischen Literatur der ausgehenden Republik und frühen Kaiserzeit, in: Antiquitas Graeco-Romana Ac Tempora Nostra, hrsg. v. J. Burian u. L. Vidman, Prag 1968, S. 95-105.

Bismarck, Otto von: Aus einem Votum an das Staatsministerium, 11.9.1887,in: Bismarck und der Staat. Ausgewählte Dokumente, hrsg. v. H. Rothfels, Darmstadt ³1958, S. 380.

Ders.: Die Überweisung der Zollüberschüsse an die Einzelstaaten, 9.7.1879, in: Vollständige Sammlung der parlamentarischen Reden Bismarcks seit dem Jahre 1847, Bd. 10, hrsg. v. W. Böhm, Berlin/Stuttgart 1889, S. 193-215.

Bleker, Johanna: Die Medizinalreformbewegung von 1848/49. Zur Geschichte des ärztlichen Standes im 19. Jahrhundert, in: Sonderdruck Deutsches Ärzteblatt. Ärztliche Mitteilungen, 73. Jahrgang, Heft 45/46, 4.11.1976, 11.11.1976, Köln 1976, S. 1-8.

Blümner, Hugo: Der bildliche Ausdruck in den Reden des Fürsten Bismarck, Leipzig 1891.

Böckenförde, Ernst-Wolfgang: Organ, Organismus, Organisation, politischer Körper, in: Geschichtliche Grundbegriffe. Historisches Lexikon zur politisch-sozialen Sprache in Deutschland, Bd. 4, hrsg. v. O. Brunner, W. Conze, R. Koselleck, Stuttgart 1978, S. 519-622.

Boyd, Byron: Rudolf Virchow. The Scientist as Citizen, in: Modern European History. Germany and Austria, hrsg. v. E. Kraehe, New York/London 1991.

Bredekamp, Horst: Thomas Hobbes. Der Leviathan. Das Urbild des modernen Staates und seine Gegenbilder 1651-2001, Berlin 2003.

Bussmann, Walter: Rudolf Virchow und der Staat, in: Vom Staat des Ancien Regime zum modernen Parteienstaat. Festschrift für Theodor Schieder, hrsg. v. H. Berding, K. Düwell, L. Gall, W. Mommsen, H.-U. Wehler, München/Wien 1978, S. 267-285.

Byers, James: Rudolf Virchow – Father of Cellular Pathology, in: American Journal of Clinical Pathology, Bd. 92, Nr. 4, Supplement 1, Okt.1989, S. 2-8.

Camille, Michael: The King's New Bodies: An Illustrated Mirror for Princes in the Morgan Library, in: Künstlerischer Austausch. Artistic Exchange. Akten des XXVIII. Internationalen Kongresses für Kunstgeschichte Berlin, Bd.2, 15. – 20. Juli 1992, hrsg.v. T. Gaehtgens, S. 393-405.

Canguilhem, Georges: The Normal and the Pathological, New York 1989.

Coing, Helmut: Bemerkungen zur Verwendung des Organismusbegriffs in der Rechtswissenschaft des 19. Jahrhunderts in Deutschland, in: Biologismus im 19. Jahrhundert. Vorträge eines Symposiums vom 30. bis 31. Oktober 1970 in Frankfurt am Main, hrsg. v. G. Mann, Stuttgart 1973, S. 147-157.

David, Heinz: Rudolf Virchow und das Konzept einer modernen Zellularpathologie, in: Spectrum, Bd. 22, 4/1991, S. 29-33.

Ders.: Rudolf Virchow und die Medizin des 20. Jahrhunderts, in: Hamburger Beiträge zur Geschichte der Medizin, hrsg. v. W. Selberg und H. Hamm, München 1993.

Demandt, Alexander: Metaphern für Geschichte. Sprachbilder und Gleichnisse im historisch-politischen Denken, München 1978.

Eckart, Wolfgang: Rudolf Virchows „Zellenstaat" zwischen Biologie und Soziallehre, in: Die Geheimnisse der Gesundheit. Medizin zwischen Heilkunde und Heiltechnik, hrsg. v. P. Kemper, Frankfurt am Main/Leipzig 1994, S. 239-255.

Ehrhardt, Arnold: Das Corpus Christi und die Korporationen im spät-römischen Recht (I.), in: Zeitschrift der Savigny-Stiftung für Rechtsgeschichte, Bd. 70, hrsg. v. H. Mitteis u. a., Weimar 1953, S. 299-347.

Eickhoff, Richard: Politische Profile. Erinnerungen aus vier Jahrzehnten an Eugen Richter, Carl Schurz und Virchow, Werner Siemens und Bassermann, Fürst Bülow, Hohenlohe u. a., Dresden 1927.

Engelberg, Ernst: Bismarck. Das Reich in der Mitte Europas, Berlin 1990.

Ders.: Bismarck. Urpreuße und Reichsgründer, Berlin 1985.

Erasmus von Rotterdam, Fürstenerziehung. Institutio Principis Christiani, hrsg. v. Anton Gail, Paderborn 1968.

Geus, Armin: Zoologische Disziplinen, in: Geschichte der Biologie. Theorien, Methoden, Institutionen, Kurzbiographien, hrsg. v. I. Jahn, Jena u. a. [3]1998, S. 324-355.

Gierke, Otto: Die Grundbegriffe des Staatsrechts und die neuesten Staatsrechtstheorien, in: Zeitschrift für die gesammte Staatswissenschaft, Bd. 30, 1874, S. 265-335.

Goerke, Heinz: Berliner Ärzte. Virchow, Graefe, Koch, Leyden, Bergmann, Bier, Heubner, Moll, Stoeckel, Berlin [2]1983.

Goschler, Constantin: Rudolf Virchow: Mediziner – Anthropologe – Politiker, Köln/ Weimar/Wien 2002.

Gradmann, Christoph: Bazillen, Krankheit und Krieg. Bakteriologie und politische Sprache im deutschen Kaiserreich, in: Berichte zur Wissenschaftsgeschichte. Organ der Gesellschaft für Wissenschaftsgeschichte, Bd. 19, Heft 1, hrsg. v. F. Krafft, Weinheim 1996, S. 81-94.

Guth, Klaus: Johannes von Salisbury (1115/20-1180). Studien zur Kirchen-, Kultur- und Sozialgeschichte Westeuropas im 12. Jahrhundert, St. Ottilien 1978.

Hampton, Jean: Hobbes and the Social Contract Tradition, Cambridge u. a. 1986.

Handbuch der speciellen Pathologie und Therapie, Bd. 1, hrsg. v. R. Virchow, J. Vogel u. F. Stiebel, Erlangen 1854.

Heidel, Günter: Rudolf Virchows Werk und die Medizin von morgen, in: Zeitschrift für die gesamte Hygiene und ihre Grenzgebiete. Arbeitsmedizin, Epidemiologie, Sozialmedizin, Umweltmedizin, hrsg. v. Deutsche Gesellschaft für die Gesamte Hygiene, Bd. 18, 1972.

Hobbes, Thomas: Leviathan oder Stoff, Form und Gewalt eines kirchlichen und bürgerlichen Staates, Frankfurt 1984.

Huber, Ernst: Deutsche Verfassungsgeschichte seit 1789, Bd. 3, Stuttgart u.a. [3]1988.

Jacob, Wolfgang: Medizinische Anthropologie im 19. Jahrhundert. Mensch-Natur-Gesellschaft. Zur Geistesgeschichte der sozialen Medizin und allgemeinen Krankheitslehre Virchows, in: Beiträge aus der Allgemeinen Medizin, Heft 20, hrsg. v. E. Wiesenhütter, Stuttgart 1967.

Johach, Eva: Krebszelle und Zellenstaat. Zur medizinischen und politischen Metaphorik in Rudolf Virchows Zellularpathologie, Freiburg i.Br./Berlin/Wien 2008.

Johannes Saresberiensis: Policratici sive de nugis curialium et vestigiis philosophorum libri VIII, Bd. 1 und Bd. 2, hrsg. v. C. Webb, Oxford 1909.

Junker, Thomas: Geschichte der Biologie. Die Wissenschaft vom Leben, München 2004.

Kerner, Max: Johannes von Salisbury und die logische Struktur seines Policraticus, Wiesbaden 1977.

Ders.: Natur und Gesellschaft bei Johannes von Salisbury, in: Soziale Ordnungen im Selbstverständnis des Mittelalters, Bd. 12/1, hrsg. v. A. Zimmermann, S. 179-202.

Kirsche, Walter: Die Zellenlehre im Lichte der modernen Forschung, historischer Überblick und heutige Bedeutung, in: Hippokrates. Wissenschaftliche Medizin und praktische Heilkunde im Fortschritt der Zeit, 33. Jahrgang, Heft 7, 15. April 1962, S. 273-286.

Kladderadatsch XXXI. Jahrgang, Nr. 41, 1878.

Kohl, Ernst: Virchow in Würzburg, in: Würzburger medizinhistorische Forschungen, Bd. 6, hrsg. v. Gundolf Keil, Hannover 1976.

Krieken, Albert van: Ueber die sogenannte organische Staatstheorie. Ein Beitrag zur Geschichte des Staatsbegriffs, Leipzig 1873.

Krüger, Gerhard: Das Verhältnis von Staat und Individuum in der Antike, Baden-Baden 1994.

Leisewitz, André: Von der Darwinschen Evolutionstheorie zur Molekularbiologie. Wissenschaftshistorische und -soziologische Studien zu einer materialistischen Geschichte der Biologie, Köln 1982.

Lepenies, Wolf: Das Ende der Naturgeschichte. Wandel kultureller Selbstverständlichkeiten in den Wissenschaften des 18. und 19. Jahrhunderts, München 1978.

Liebeschütz, Hans: John of Salisbury and Pseudo-Plutarch, in: Journal of the Warburg and Courtauld Institutes, Bd. 6, hrsg. v. R. Wittkower u. a., London 1943, S. 33-39.

Titus Livius: Ab urbe condita, Liber II, hrsg. v. M. Giebel, Stuttgart 1999.

Lotze, Rudolph Hermann: Allgemeine Pathologie und Therapie als mechanische Naturwissenschaften, Leipzig ²1848.

Machetanz, Hella: Die Duell-Forderung Bismarcks an Virchow im Jahre 1865, Erlangen/ Nürnberg 1977.

Malcolm, Noel: Aspects of Hobbes, Oxford 2002.

Mann, Gunter: Medizinisch-biologische Ideen und Modelle in der Gesellschaftslehre des 19. Jahrhunderts, in: Medizinhistorisches Journal 1969, Bd. 4, Heft 1, hrsg. v. W. Artelt u. a., Hildesheim, S. 1-23.

Martin, Janet: Uses of Tradition: Gellius, Petronius, and John of Salisbury, in: Viator. Medieval and Renaissance Studies, Bd. 10, hrsg. v. H. Birnbaum u. a., Berkeley u. a. 1979, S. 57-76.

Marx, Karl: Das Kapital. Kritik der politischen Ökonomie, Bd. 1, in: Karl Marx, Friedrich Engels: Werke, Bd. 23, Berlin 1962.

Mazzolini, Renato: Politisch-biologische Analogien im Frühwerk Rudolf Virchows, Marburg 1988.

Die medicinische Reform (MR). Eine Wochenschrift, hrsg. v. R. Virchow u. R. Leubuscher 1./2. Jahrgang 1848/49, Hildesheim/New York 1975.

Meyer, Ahlrich: Mechanische und organische Metaphorik politischer Philosophie, in: Archiv für Begriffsgeschichte, Bd. 13, Heft 1, hrsg. v. K. Gründer, Bonn 1969, S. 128-199.

Peil, Dietmar: Der Streit der Glieder mit dem Magen. Studien zur Überlieferungs- und Deutungsgeschichte der Fabel des Menenius Agrippa von der Antike bis ins 20. Jahrhundert, in: Mikrokosmos. Beiträge zur Literaturwissenschaft und Bedeutungsforschung, Bd. 16, hrsg. v. W. Harms, Frankfurt am Main/Bern/New York 1985.

Ders.: Untersuchungen zur Staats- und Herrschaftsmetaphorik in literarischen Zeugnissen von der Antike bis zur Gegenwart, München 1983.

Posner, Carl: Rudolf Virchow, in: Meister der Heilkunde Bd.1, hrsg. v. M. Neuburger, Wien u.a. 1921.

Reil, Johann Christian: Über die Lebenskraft, in: Archiv für die Physiologie, Bd. 1, hrsg. v. J. C. Reil, Halle 1796, S. 8-162.

Riedel, Manfred: Zum Verhältnis von Ontologie und politischer Theorie bei Hobbes, in: Hobbes-Forschungen, hrsg. v. R. Koselleck und R. Schnur, Berlin 1969, S. 103-118.

Schelsky, Helmut: Thomas Hobbes. Eine politische Lehre, Berlin 1981.

Schipperges, Heinrich: Modelle einer Pathologischen Physiologie im 19. Jahrhundert, in: Modelle der Pathologischen Physiologie, hrsg. v. W. Doerr u. H. Schipperges, Berlin u.a. 1987, S. 17-40.

Schleiden, Matthias: Beiträge zur Phytogenesis, in: Klassische Schriften zur Zellenlehre, hrsg. v. M. Schleiden, T. Schwann, M. Schultze, Leipzig 1987.

Schmiedebach, Heinz-Peter: Robert Remak (1815-1865). Ein jüdischer Arzt im Spannungsfeld von Wissenschaft und Politik, Stuttgart/Jena/New York 1995.

Seneca, De ira, in: Philosophische Schriften, Bd. 1., hrsg. v. Manfred Rosenbach, Darmstadt 1969.

Stenographische Berichte. Deutscher Reichstag.

Stenographische Berichte über die Verhandlungen der beiden Häuser des Landtages. Haus der Abgeordneten.

Stollberg-Rilinger, Barbara: Der Staat als Maschine. Zur politischen Metaphorik des absoluten Fürstenstaats, in: Historische Forschungen, Bd. 30, Berlin 1986.

Struve, Tilman: Bedeutung und Funktion des Organismusvergleichs in den mittelalterlichen Theorien von Staat und Gesellschaft, in: Soziale Ordnungen im Selbstverständnis des Mittelalters, Bd. 12/1, hrsg. v. A. Zimmermann, S. 144-161.

Ders.: Die Entwicklung der organologischen Staatsauffassung im Mittelalter, Stuttgart 1978.

Tuck, Richard: Hobbes, Freiburg u. a. 2007.

Uexküll, Jakob von: Staatsbiologie. Anatomie, Physiologie, Pathologie des Staates, Hamburg [2]1933.

Vasold, Manfred: Rudolf Virchow. Der große Arzt und Politiker, Stuttgart 1988.

Virchow, Rudolf: Allgemeine Formen der Störung und ihrer Ausgleichung, in: Handbuch der speciellen Pathologie und Therapie, Bd. 1, hrsg. v. R. Virchow, J. Vogel u. F. Stiebel, Erlangen 1854, S.1-25.

Ders.: Alter und neuer Vitalismus, in: Archiv für pathologische Anatomie und Physiologie und für klinische Medicin (VA), Bd. 9, 1./2. Heft, Berlin 1856, S. 3-55.

Ders.: Atome und Individuen. Vortrag, gehalten im wissenschaftlichen Vereine der Singakademie zu Berlin am 12.2.1859, in: Drei Reden über Leben und Kranksein, hrsg. v. F. Krafft, München 1971, S. 35-67.

Ders.: Briefe an seine Eltern 1839-1864, hrsg. v. M. Rabl, Leipzig 1906.

Ders.: Cellular-Pathologie, in: VA, Bd. 8, 1. Heft, 1855, S. 3-39.

Ders.: Das Leben des Blutes. Nach einem freien Vortrage, gehalten am 14.1.1859 in dem Verein junger Kaufleute „Vorwärts" zu Berlin, in: Drei Reden über Leben und Kranksein, hrsg. v. F. Krafft, München 1971, S. 71-90.

Ders.: Der Kampf der Zellen und Bakterien, in: VA, Bd. 101, 1. Heft, 1885, S. 1-13.

Ders.: Der Krieg und die Wissenschaft, in: VA, Bd. 51, 1. Heft, 1870, S. 1-6.

Ders.: Die Cellularpathologie in ihrer Begründung auf physiologische und pathologische Gewebelehre (CP), Berlin [4]1871.

Ders.: Die Einheitsbestrebungen in der wissenschaftlichen Medicin, in: Gesammelte Abhandlungen zur wissenschaftlichen Medicin, hrsg. v. R. Virchow, Hamm [2]1862, S. 1-56.

Ders.: Die Fortschritte in der Kriegsheilkunde, besonders im Gebiete der Infectionskrankheiten, in: Gesammelte Abhandlungen aus dem Gebiete der öffentlichen Medicin und der Seuchenlehre, hrsg. v. R. Virchow, Bd. 2, Berlin 1879, S. 170-190.

Ders.: Die krankhaften Geschwülste, Dreissig Vorlesungen gehalten während des Wintersemesters 1862-1863 an der Universität zu Berlin.

Ders.: Die Kritiker der Cellularpathologie, in: VA, Bd. 18, 1./2. Heft, 1860, S. 1-14.

Ders.: Die naturwissenschaftliche Methode und die Standpunkte in der Therapie, in: VA, Bd. 2, 1./2. Heft, 1849, S. 3-37.

Ders.: Die pathologische Physiologie und die pathologischen Institute, in: VA, Bd. 13, 1. Heft, 1858, S.1-15.

Ders.: Die Verbindung der Naturwissenschaften mit der Medizin, in: Tageblatt der 59. Versammlung Deutscher Naturforscher und Ärzte in Berlin vom 18. bis 24. September 1886, Nr. 3, 19.9.1886, S. 77-87.

Ders.: Ein alter Bericht über die Gestaltung der pathologischen Anatomie in Deutschland, wie sie ist und wie sie werden muss (1846), in: VA, Bd. 159, 1. Heft, 1900, S. 24-39

Ders.: Eine Antwort an Herrn Spiess, in: VA, Bd. 13, 4./5. Heft, 1858, S. 481-490.

Ders.: Ernährungseinheiten und Krankheitsheerde, in: VA, Bd. 4, 3. Heft, 1852, S. 375-399.

Ders.: Kritisches über den oberschlesischen Typhus, in: VA, Bd. 3, 1./2. Heft, 1851, S. 154-196.

Ders.: Medizin und Naturwissenschaft. Zwei Reden 1845, Berlin 1986.

Ders.: Mittheilungen über die in Oberschlesien herrschende Typhus-Epidemie, in: VA, Bd. 2, 1./2. Heft, 1849, S. 143-322

Ders.: Rede zur Grundsteinlegung des Kaiser und Kaiserin Friedrich-Kinderkrankenhauses am 20. Juni 1890, gehalten von dem Vorsitzenden des Comités Rudolf Virchow, in: Berliner Klinische Wochenschrift, Nr. 26, 30.6.1890, S. 592-600.

Ders.: Über den Faserstoff, in: Gesammelte Abhandlungen zur wissenschaftlichen Medicin, hrsg. v. R. Virchow, Hamm ²1862, S. 57-145.

Ders.: Über die Heilkräfte des Organismus. Vortrag, gehalten am 2.1.1875 im Verein für Kunst und Wissenschaft zu Hamburg, Berlin 1875.

Ders.: Über die heutige Stellung der Pathologie, in: Rudolf Virchow und die Deutschen Naturforscherversammlungen, hrsg. v. K. Sudhoff, Leipzig 1922, S. 77-98.

Ders.: Über die nationale Entwicklung und Bedeutung der Naturwissenschaften. Rede auf der Naturforscher-Versammlung in Hannover 1865, in: Rudolf Virchow und die Deutschen Naturforscherversammlungen, hrsg. v. K. Sudhoff, Leipzig 1922, S. 41-56.

Ders.: Über die Reform der pathologischen und therapeutischen Anschauungen durch die mikroskopischen Untersuchungen, in: VA, Bd. 1, 2. Heft, 1847, S. 207-255.

Ders.: Über die Standpunkte in der wissenschaftlichen Medicin, in: VA, Bd. 1, 1. Heft, 1847, S. 3-19.

Ders.: Über die Standpunkte in der wissenschaftlichen Medicin, in: VA, Bd. 70, 1. Heft, 1877, S. 1-10.

Ders.: Zum neuen Jahrhundert. Ein Gruss von Rudolf Virchow, in: VA, Bd. 159, 1. Heft, 1900, S. 1-23.

Ders.: Zur Entwicklungsgeschichte des Krebses, nebst Bemerkungen über Fettbildung im thierischen Körper und pathologische Resorption, in: VA, Bd. 1, 1847, S. 94-201.

Ders.: Zur Erinnerung. Blätter des Dankes für meine Freunde, in: VA, Bd. 167, 1. Heft, 1902, S. 1-15.

Wengler, Bernd: Das Menschenbild bei Alfred Adler, Wilhelm Griesinger und Rudolf Virchow. Ursprünge eines ganzheitlichen Paradigmas in der Medizin, Frankfurt/New York 1989.

Philipp Osten, Wolfgang U. Eckart (Hg.)

Schlachtschrecken – Konventionen

Das Rote Kreuz und die Erfindung der Menschlichkeit im Kriege

Neuere Medizin- und Wissenschaftsgeschichte
Bd. 20, 2011, 230 S., 17 Farbabb., br.,
ISBN 978-3-86226-045-4
€ 21,80

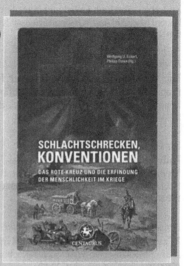

Die „Menschlichkeit im Kriege" folgt detaillierten Regeln und Riten. Wem sie unter welchen Bedingungen zugestanden wird, ist das Ergebnis historischer Prozesse. Die Beiträge dieses Bandes reichen vom juristischen Ringen um die Genfer Konvention über die Organisation weiblicher Krankenpflege bis hin zu der Rezeption militärischer Rituale in deutschen Irrenhäusern. Sie zeichnen exemplarisch die 150-jährige Geschichte des Roten Kreuzes und seiner Organisationen aus sozialhistorischer Perspektive nach und lenken den Blick auf das facettenreiche historische Konstrukt einer „Menschlichkeit im Kriege".

Aus dem Inhalt:

Geschlechterhierarchien in der konfessionellen Kriegskrankenpflege des 19. Jahrhunderts

Solferino. Zur literarischen Rezeption der Schlacht im 19. Jahrhundert

„Die Stimme von Solferino" – Telegrafie und Militärberichterstattung

Uniform und Eigensinn. Reflexe des Militarismus in psychiatrischen Anstalten des deutschen Kaiserreichs

Neuere Medizin- und Wissenschaftsgeschichte

Informationen und weitere Titel unter **www.centaurus-verlag.de**

Printed in the United States
By Bookmasters

Printed in the United States
By Bookmasters